重要課題をピックアップ！

医師事務作業補助者のための

実務Q&A
80

著　小林　利彦　前 浜松医科大学医学部附属病院
医療福祉支援センター センター長

洋學社

はじめに

　2008年の診療報酬改定にて「医師事務作業補助体制加算」が新設されて11年目になります。従前，医療秘書や医局秘書，医療クラークという呼称で病院内に存在した事務職員のなかには，ある日，病院内の一室に突然集められ，これからは「医師事務作業補助者」として働いてもらうと言われた方々も少なくなかったものと考えます。あれから10年，現在，「医師事務作業補助者」として病院内で働いている事務職員は全国に3〜4万人いるだろうといわれています。また，診療所（クリニック）等で，医師事務作業補助者という呼称ではないものの，同様な業務についている職員も多いかと思われます。

　2008年に「医師事務作業補助体制加算」が新設された際，当該事務職員の資格化が図られなかったことや実務経験の必要量が推定できなかったことなどから，入職後6カ月間を研修期間とし，その間に実務に必要だと思われる領域項目について「32時間以上の研修」を実施することが義務づけられました。当初，この32時間研修のありかたが明確でなかったこともあって，自施設で策定したプログラムに沿って学習の機会を設けていた施設や，病院団体等が企画した研修コースなどに有料で参加させる施設などがありました。実際，現在も，病院団体が主催する医師事務作業補助者向けの「32時間研修」には，年間で1,000人以上の参加があるとも聞いています。あわせて，巷には，医師事務作業補助者向けの教科書（テキスト）も少しずつ見かけるようになり，当該職種の学習環境は少しずつ整えられています。

　そのような背景のもと，本誌の著者は洋學社の支援を受け，2016年に「医師事務作業補助者のための32時間教本〜くりかえし読んでほしい解説書〜」を出版しました。時代的な追い風もあったように思われますが，2018年度には増刷を行うこととなり，あわせて「改訂第2版」を発行させていただく機会を得ました。

　手前みそにはなりますが，同著は，医師事務作業補助者を含む実務者のなかでは比較的好評を得ており，さまざまな機会に建設的なご意見をいただいています。その中で，同著は内容的にも充実してはいるが，「Q&A」的なやり取りでの解説本があると嬉しいという話を聞き，今回の執筆を始めるきっかけとなりました。当初は，読者が望むようなQuestionをどう選定するかで難しさもありましたが，いざ出来上がってみると，従前の教本とは違った形式での魅力的なテキストになったものと考えます。また，前回の教本では取り扱わなかった実務領域にも踏み込んでいますので，関係する実務者にはより興味深い内容になっているかと思われます。

本著書の内容が，医師事務作業補助者をこれから目指す人々や，すでに実務者として経験が豊富な方々にとって有益な代表的テキストの一つになれば望外の喜びです。

2019年9月　著者

目　　次

---

① 医師事務作業補助者を目指す前に 〜入職前の疑問〜

Q1　医師事務作業補助者とは，どんな職種なのですか？ ………………………… 1

Q2　医師事務作業補助者はなんらかの公的資格を有しているのですか？　どうすれば医師事務作業補助者になれますか？ ………………………… 3

Q3　いわゆる資格のなかには「業務独占資格」や「名称独占資格」，「設置義務資格」といったものがあると聞きますが，それはどういうものですか？ ………… 5

Q4　実際，医療機関からの「医師事務作業補助者」の募集は多いのでしょうか？ ……… 7

---

② 医師事務作業補助者の雇用環境と組織形態に関する疑問

Q5　医師事務作業補助者は，医療機関の中でどんな部署または場所で働くのでしょうか？ ………………………… 9

Q6　事務部門の上司が，医師事務作業補助者の業務設計や将来構想をあまり考えてくれないのですが，どうしたらよいですか？ ………………………… 11

Q7　医師事務作業補助者がつく診療科や担当医師は選べるのでしょうか？　途中で人事異動はあるのでしょうか？ ………………………… 13

Q8　雇用条件における「正規」，「非正規」，「常勤」，「非常勤」の違いがよくわからないので教えてください ………………………… 15

---

③ 医師事務作業補助者の実務 〜文書作成業務での疑問〜

Q9　「書類」と「文書」の違いはなんですか？ ………………………… 17

Q10　医師事務作業補助者がかかわる「医療文書」にはどんなものがありますか？ ……… 18

Q11　「診断書」と「証明書」の違いはなんですか？ ………………………… 19

Q12　医療文書に関するクレームやトラブルにはどんなものがありますか？ ………… 21

Q13　一般的な「診断書」を代行記載する際に注意すべきことを教えてください ……… 23

Q14　医師事務作業補助者が代行記載した医療文書を，医師が十分確認せずに押印することがあるのですが，よいのでしょうか？ ………………………… 24

Q15　紹介状や返書等の書類記載において注意すべきことはなんですか？ ………………… 26

Q16　「自動車損害賠償責任保険」の診断書作成で注意すべきことはなんですか？ ……… 28

Q17　「自動車損害賠償責任保険」の診断書作成でとくに注意すべきことを教えてください ………………………… 30

Q18　生命保険会社の「入院・手術証明書（診断書）」を代行記載する際に注意すべきことを教えてください ………………………… 33

Q19　生命保険会社の「入院・手術証明書（診断書）」において，「傷病名」はどこまで書くのですか？　「合併症」や「既往歴」，「前医・紹介医」などに関しても，どの程

---

i

目　次

<table>
<tr><td></td><td>度記載すべきなのか教えてください</td><td>36</td></tr>
<tr><td>Q20</td><td>生命保険会社の「入院・手術証明書（診断書）」において，診療経過等の記載欄には何を書けばよいのですか？</td><td>40</td></tr>
<tr><td>Q21</td><td>生命保険会社の「入院・手術証明書（診断書）」において，悪性腫瘍の場合に記載面で注意すべきことはなんですか？</td><td>41</td></tr>
<tr><td>Q22</td><td>生命保険会社の「入院・手術証明書（診断書）」において，悪性腫瘍の場合にTNM分類やStage（ステージ）の表記がよく求められますが，それらの意味を教えてください</td><td>43</td></tr>
<tr><td>Q23</td><td>生命保険会社の「入院・手術証明書（診断書）」において，手術・処置欄には何をどこまで記載すればよいのですか？</td><td>45</td></tr>
<tr><td>Q24</td><td>「医療要否意見書」を記載する際の注意事項はなんですか？</td><td>48</td></tr>
<tr><td>Q25</td><td>「健康保険傷病手当金支給申請書」を記載する際に注意すべきことはなんですか？</td><td>50</td></tr>
<tr><td>Q26</td><td>「労働者災害補償保険制度」にかかわる医療文書を記載する際の注意事項はなんですか？</td><td>52</td></tr>
<tr><td>Q27</td><td>指定難病にかかわる「臨床調査個人票」を記載する際の注意事項はなんですか？</td><td>58</td></tr>
<tr><td>Q28</td><td>「小児慢性特定疾病 医療意見書」を記載する際の注意事項はなんですか？</td><td>60</td></tr>
<tr><td>Q29</td><td>「身体障害者診断書・意見書」を記載する際の注意事項はなんですか？</td><td>62</td></tr>
<tr><td>Q30</td><td>介護保険における「主治医意見書」を記載する際の注意事項はなんですか？</td><td>65</td></tr>
<tr><td>Q31</td><td>「介護保険主治医意見書」を記載するうえでの具体的なポイントを教えてください</td><td>67</td></tr>
<tr><td>Q32</td><td>「入院診療計画書」を記載支援する際の注意事項はなんですか？</td><td>74</td></tr>
<tr><td>Q33</td><td>手術や検査等の「説明書・同意書」の記載支援を医師事務作業補助者が行ってもよいのでしょうか？</td><td>77</td></tr>
<tr><td>Q34</td><td>「退院時要約」を記載する際の注意事項はなんですか？</td><td>79</td></tr>
</table>

④ 医師事務作業補助者の実務 ～代行入力を行ううえでの疑問～

<table>
<tr><td>Q35</td><td>「代行入力」とは，具体的にどういった行為を指すのでしょうか？</td><td>81</td></tr>
<tr><td>Q36</td><td>紙カルテへの「代行記載」と電子カルテでの「代行入力」はどう違うのですか？</td><td>83</td></tr>
<tr><td>Q37</td><td>医師が書くべき診療録を，医師事務作業補助者が「代行記載（代行入力）」してもよい法的根拠はあるのですか？</td><td>85</td></tr>
<tr><td>Q38</td><td>医師事務作業補助者が「代行入力」すべきでない場面はどんな状況のときでしょうか？</td><td>87</td></tr>
<tr><td>Q39</td><td>自施設の電子カルテには「承認システム」がないのですが，どうすればよいですか？</td><td>89</td></tr>
<tr><td>Q40</td><td>「なりすまし」とは，どういった行為を指すのでしょうか？</td><td>91</td></tr>
</table>

⑤ 医師事務作業補助者の教育とキャリアパスに関する疑問

<table>
<tr><td>Q41</td><td>「32時間研修」について教えてください。病院の中で，仲間内にて学習（勉強会）をするようなスタイルでもよいのでしょうか？</td><td>93</td></tr>
</table>

Q42 「32時間研修」をすれば，あとは何もしなくてもよいのでしょうか？ ……………… 95
Q43 自施設の中で勉強会を開催したいのですが，どうしたらよいのかわかりません … 97
Q44 医師事務作業補助者が参加するとよい学会や研究会にはどんなものがあります
か？ ……………………………………………………………………………………… 99
Q45 医事事務作業補助者の最終的なゴールはどこにありますか？ ……………………… 101

⑥ チーム医療の一員としての疑問

Q46 「チーム医療」とは本来どういったものですか？　事務職員はどうかかわればよ
いのですか？ …………………………………………………………………………… 105
Q47 「チーム医療」に関係する院内活動で，診療報酬請求できるものがあるのでしょ
うか？ …………………………………………………………………………………… 107
Q48 チーム（Team）が良好に機能するためには何が必要ですか？ …………………… 109
Q49 医師事務作業補助者として「医療安全対策」に関して知っておくべきことはなん
ですか？ ………………………………………………………………………………… 111
Q50 インシデントとアクシデントの違いはなんですか？　インシデント報告はなぜ必
要なのですか？ ………………………………………………………………………… 113
Q51 医師事務作業補助者の業務に絡んだインシデント報告にはどんなものがあります
か？ ……………………………………………………………………………………… 115
Q52 目の前で「医療事故」と思われるような重大事件が発生した際にはどうすればよ
いですか？ ……………………………………………………………………………… 116
Q53 「ハリーコール」ってなんですか？　医師事務作業補助者は何をすればよいので
すか？ …………………………………………………………………………………… 118
Q54 感染対策に関して知っておくべきことはなんですか？ …………………………… 120
Q55 医療機関の中での廃棄物の処理方法について教えてください ……………………… 122
Q56 抗菌薬や抗生物質に関して，どんなことを知っておけばよいですか？ ………… 124
Q57 培養検査に関して知っておくべきことはなんですか？ …………………………… 126
Q58 洗浄・滅菌・消毒に関して，どんなことを知っておけばよいですか？ ………… 128
Q59 「パニック値」とはなんですか？ …………………………………………………… 130
Q60 画像診断報告書や病理結果報告書の「未読・既読」という用語を最近よく聞くの
ですが，どういう意味ですか？ ……………………………………………………… 132
Q61 「クリニカルパス」に関して知っておくべきことはなんですか？ ………………… 134
Q62 クリニカルパスにおける「バリアンス分析」とはなんですか？ ………………… 136
Q63 「事前指示書」やACPについて教えてください ………………………………… 138
Q64 院内に「入院支援センター」という部署が新しくできたのですが，どんな役割を
担う部署なのでしょうか？ …………………………………………………………… 140
Q65 「地域連携室」とはどんな部署ですか？ …………………………………………… 142
Q66 「患者相談窓口」では，どんな相談に応じてくれるのですか？ ………………… 144
Q67 「メディエーション」や「メディエータ」という用語をときに聞くのですがなんの
ことですか？ …………………………………………………………………………… 146

iii

目　次

⑦ 専門性のより高い業務を目指すために

Q68　医師事務作業補助者として，今後業務拡大していくべき領域にはどんなものがありますか？ ……… 148

Q69　救急外来にて医師事務作業補助者ができることはなんですか？ ……… 153

Q70　大規模災害時に医師事務作業補助者は何ができますか？ ……… 155

Q71　「診療情報管理士」とはどんな職種ですか？ ……… 158

Q72　「医療情報技師」とはどんな職種ですか？ ……… 160

Q73　DPCに関して知っておけばよいことはなんですか？ ……… 162

Q74　レジストリー業務とはどのようなものですか？　医師事務作業補助者はどうかかわればよいですか？ ……… 165

Q75　NCD登録は，医師事務作業補助者が行うべき業務なのでしょうか？ ……… 167

Q76　「がん登録」業務を行うには，どんな知識とスキルが必要ですか？ ……… 169

Q77　大学病院や精神病院，療養型病院などで，医師事務作業補助者に期待されていることはなんですか？ ……… 171

⑧ その他の疑問

Q78　医師に信頼されるためにはどうしたらよいですか？ ……… 173

Q79　AIとは，どんなものなのですか？ ……… 175

Q80　医師事務作業補助者の将来は明るいのでしょうか？ ……… 177

文　　献 ……… 181

索　　引 ……… 183

①医師事務作業補助者を目指す前に 〜入職前の疑問〜

Q01 医師事務作業補助者とは，どんな職種なのですか？

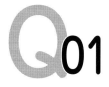nswer

　医療機関には，医師や看護師，薬剤師，栄養士といった医療専門職以外にも，いわゆる事務職員が数多く働いています。一般的には，受付窓口での接客対応や診療報酬請求を含む収納関連の会計処理等を担っている事務職員が目立ちますが，近年，医師が電子カルテ等を利用して診療を行う機会が増えたこともあり，医師の傍らで業務支援を行う事務職員が数多く活躍しています。施設によっては，「医療秘書」あるいは「医療クラーク」といった名称で呼ばれているかと思われます。実は，2008年の診療報酬改定において，医師（歯科医師を含む）の指示のもと，電子カルテ等を含む診療記録の記載補助や各種診断書などの文書作成支援を行う事務職員を一定数配置している病院では，「医師事務作業補助体制加算」という診療報酬請求ができるようになりました。この医師事務作業補助体制加算が新設された背景には1999年以降に医療事故が社会問題化・顕在化したこともありますが，それ以上に，近年の医療現場では，医師・看護師のみならず数多くの専門職種からなるチーム医療が重要になってきていることがあげられます。さらに，医療従事者だけでなく，事務職員にもチーム医療への参画が期待されていることから，以下に示す2010年の厚生労働省からの通知文書にも反映されたものと考えます。

チーム医療の推進に関する厚生労働省からの通知

（8）事務職員等（医療クラーク等）
- 書類作成等（診断書，意見書，紹介状の作成等）に関する業務量の増加により，医師・看護師の負担が増加しており，一方で，患者側では書類作成までの時間が長期化していることなどへの不満が増大していることから，医療関係事務に関する処理能力の高い事務職員（医療クラーク）を積極的に導入し，医師等の負担軽減を図るとともに，患者・家族へのサービス向上を推進する必要がある。
- こうした観点から，例えば，医療クラークの量の確保（必要養成数の把握等），医療クラークの質の確保（認定・検定制度の導入等），医療機関における医療クラークの導入支援（院内研修ガイドラインの作成）等，導入の推進に向けた取組を実施すべきである。
- また，医療クラークのみならず，看護業務等を補助する看護補助者，他施設と連携を図りながら患者の退院支援等を実施する医療ソーシャルワーカ（MSW），医療スタッフ間におけるカル

Question 01

> テ等の診療情報の共有を推進する診療情報管理士，検体や諸書類・伝票等の運搬業務を担うポーターやメッセンジャー等，様々な事務職員を効果的に活用することにより，医師等の負担軽減，提供する医療の質の向上，医療安全の確保を図ることが可能となる。こうした観点から，各種事務職員の導入の推進に向けた取組（医療現場における活用状況の把握，業務ガイドラインの作成，認定・検定制度の導入等）の実施を検討すべきである。

この当時は，「医療クラーク」という通称で明記されていた。

（厚生労働省：チーム医療の推進について〈チーム医療の推進に関する検討会報告書〉．2010年3月19日より）

　いずれにせよ，医療機関にとって最も重要な収入源でもある診療報酬において，医師をサポートする事務職員の一定数配置への加算（医師事務作業補助体制加算）が認められたことは大きな契機になったことは間違いなく，その後，全国の医療機関で「医師事務作業補助者」という呼称の事務職員が一気に増えていった要因となりました。実際，正確な数字は不明ですが，現在，全国には3万人を超える医師事務作業補助者がいるとされています。

　医師事務作業補助者の具体的な業務内容等に関しては，このあとの Q&A で少しずつ解説していきますが，診療報酬制度においては，同加算の算定要員である事務職員に対して以下のような業務制限（規制）をかけています。

「医師事務作業補助体制加算」の算定要員である事務職員の業務内容

医師（歯科医師を含む）の指示の下に
　1）診断書などの文書作成補助
　2）診療記録への代行入力
　3）医療の質の向上に資する事務作業
　　（診療に関するデータ整理，院内がん登録等の統計・調査，医師の教育や臨床研修のカンファレンスのための準備作業等）
　4）行政上の業務
　　（救急医療情報システムへの入力，感染症サーベイランス事業に係る入力等）

＊医師以外の職種の指示の下に行う業務，診療報酬の請求事務，窓口・受付業務，医療機関の経営，運営のためのデータ収集業務，看護業務の補助並びに物品運搬業務等については不可

　4業務以外はまったく行ってはいけないということではない。ただし，医師事務作業補助者の就業規程等には，具体的な業務内容が明記されている必要はある。

（厚生労働省：2008年度診療報酬改定資料をもとに作成）

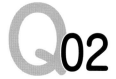

Q02 医師事務作業補助者はなんらかの公的資格を有しているのですか？ どうすれば医師事務作業補助者になれますか？

Answer

　医師事務作業補助者に限らず，医療機関で働いている事務職員の多くは，国家資格等の公的資格を有していません。確かに，MSW（Medical Social Worker）という呼称のもと，「社会福祉士」としての国家資格者が病院内で各種相談業務を行っている実例はありますが，たとえば，診療録等の保管や管理を行っている「診療情報管理士」は国家資格などの公的資格ではありません。実際，病院内で働いている多くの事務職員は，国家資格等を有していない者ばかりと考えていただいて結構です。そのような背景のもと，無資格者である病院事務職員と，そのほとんどが公的資格を持っている医療従事者との間でコミュニケーションギャップをきたすことは多く，事務職員が日常業務の中でモチベーションを保ちにくい要因ともなっています。

　いいかえれば，誰でも「医師事務作業補助者」になることは可能です。しかしながら，通常の一般大学を卒業して，あるいは普通高校を卒業して，いきなり医療機関で医師事務作業補助者としてバリバリ働くことは容易でありません。その理由は，他の業界とは大きく異なる医療機関という特殊な職場環境にも起因しますが，「医師」という特異な職業人をサポートすることがコア業務となるからだと考えます。また，医師事務作業補助者の導入が時代的背景のもと急がれたことで，教育プログラムの構築や資格等の設定準備が十分でなかったことなども，入職後6カ月間のOJT（On the Job Training）とその間に「32時間以上の研修」を医療機関に義務づけたことにつながったものと考えます。

　その一方で，世間には，医療系の事務業務を学ぶための専門学校が数多く存在します。そのなかには，3年間ほどの教育プログラムを通じて，先に述べた診療情報管理士などの資格取得や語学試験・パソコン検定などの修得を目指している教育機関も少なくありません。そういった面では，これから医師事務作業補助者を目指す方々にとって，専門学校等の場を上手く利用するのも一つの手段（道）かもしれません。ちなみに，事務系職員が医療機関にて医事業務を行う際に役立つと思われる資格（試験）等を以下に示しておきます。気持ち的な問題かもしれませんが，この種の資格等を有していれば，「医師事務作業補助者」として就職する際に若干余裕が持てるものと考えます。

Question 02

医療系事務職員が持っていると役に立つと思われる資格（試験）等

主たる分野	資格・試験名	実施団体等
医療事務系	診療報酬請求事務能力認定試験	（財）日本医療保険事務協会
	医療事務技能審査試験（メディカルクラーク）	（財）日本医療教育財団
	医療情報実務能力検定試験	NPO法人 医療福祉情報実務能力協会
	医療保険請求事務者	全国医療関連技能審査機構
	医療事務管理士技能認定試験	技能認定振興協会
	医事管理士認定試験	（財）日本病院管理教育協会
	医療保険士	医療保険学院
	保険請求事務技能検定試験	日本医療事務協会
	医事コンピュータ技能検定試験	医療秘書教育全国協議会
	医事オペレーター技能認定試験	財団法人日本医療教育財団
	医事情報システムオペレーター	全国医療関連技術審査機構
診療録管理系	診療情報管理技能認定試験	（財）日本医療教育財団
	診療情報管理士認定試験	（社）日本病院会
	病歴記録管理士（初級）認定試験	（財）日本病院管理教育協会東京本部
医療秘書系	医療秘書技能検定試験	医療秘書教育全国協議会／（財）日本医療教育財団
	医療管理秘書士	財団法人日本病院管理教育協会／大学・短期大学医療教育協会
	医療秘書情報実務能力検定試験	NPO法人 医療福祉情報実務能力協会
	日本医師会医療秘書認定試験	（社）日本医師会
その他	医療情報技師	日本医療情報学会
	社会福祉士	国家試験
	精神保健福祉士	国家試験
	医療福祉連携士	日本医療マネジメント学会
	医療メディエータ	日本医療メディエータ協会
	パソコン関連の各種資格	
	英語検定等	

　上記資格（試験）のうち，社会福祉士と精神保健福祉士は国家資格である。

①医師事務作業補助者を目指す前に 〜入職前の疑問〜

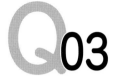

いわゆる資格のなかには「業務独占資格」や「名称独占資格」,「設置義務資格」といったものがあると聞きますが,それはどういうものですか？

Answer

　「Q&A 2」でも取り上げた「資格」等は,一般に,その認定者あるいは認定機関が国または都道府県などの「公的資格」なのか,民間団体等による「私的資格」なのかで区分されています。その一方で,法的にその資格者のみが当該業務を行うことが可能だとする「業務独占資格」や,その資格を有している者のみが資格名称を名乗ることができる「名称独占資格」といった分類概念も存在します。具体的に言えば,「医師」は国家資格のなかで最も厳しい基準のもと職務規定されており,医学部（6年間）を卒業し医師国家試験に合格した者のみがなれますが,医師の憲法でもある「医師法」には,「医師でなければ,医業をなしてはならない（第17条）」という「業務独占資格」が謳われています。さらに,「医師でなければ,医師又はこれに紛らわしい名称を用いてはならない（第18条）」といった「名称独占資格」であることも明記されています。また,看護師や薬剤師,管理栄養士などの国家資格者も,関連法規の中で同様な独占資格規定が謳われています。それらの医療専門職とは対照的に,事務職員が関係する資格等には「独占資格」がほとんどありません。実際,「Q&A 2」で示した表中の資格や試験合格者の多くは,商標登録されているものを含め,ある程度「名称独占資格」であることは担保されていますが,「業務独占」が明記された資格は基本的にありません。一例をあげれば,日本病院会が主管する「診療情報管理士認定試験」の合格

「医師法」からみえる医師の業務独占資格と名称独占資格

17条：医師でない者の医業禁止
18条：医師でない者の「医師」名称の使用禁止
19条：応招義務,診断書・検案書の記載義務
20条：無診察の診療・診断書記載・処方箋発行禁止
21条：異状死体検案時の届け出義務
22条：必要時の処方箋の交付義務
23条：療養の方法等の指導義務
24条：診療後の遅滞ない診療録記載,記録5年間保存

医師は,圧倒的な業務独占資格と名称独占資格を有している。

者は「診療情報管理士」という名称独占資格（上記試験に合格していないものは名乗ることができない）を有するものの，その人たちが病院内で普段担っている診療録の保管・管理等の業務を無資格の事務職員が行っても通常問題ありません。

　業務独占資格や名称独占資格とは異なるものとして，医療機関が特別な機能を発揮するために必要な職種や有資格者等を「設置義務資格」とする分類概念が存在します。たとえば，医療機関では医師・看護師等の（一定数の）人員配置が施設基準として求められますが，国家資格でもある「社会福祉士」を病院内に必ず配置させなければいけないといったことは定められていません。その一方で，介護系サービスの窓口でもある「地域包括支援センター」では，社会福祉士の配置義務が法的（文書的）にも明文化されています。なお，診療報酬請求上の施設基準の中には，「患者サポート体制充実加算」のように，その算定要件として「社会福祉士」等の専任配置を求めるというオプションなどが別途存在します。

　よく「就職に強い資格」といった謳い文句がありますが，医師や看護師等の医療従事者を除けば，医療機関にて業務独占が保証されている資格者はきわめて限られています。そういった意味では，就職先の施設が成り立つために必要な「設置義務資格」を自身が有していれば，入職時および入職後もそれが大きな武器となるはずです。一般の方々が医療機関への就職を考えているならば，設置義務資格についても関心を抱いておくことが大切だと思います。

①医師事務作業補助者を目指す前に ～入職前の疑問～

Q04 実際，医療機関からの「医師事務作業補助者」の募集は多いのでしょうか？

Answer

　近年，医師の働き方改革の一環として，医師でなくても実施することが可能な業務を「タスクシフト」していくことや，医師が一人で行ってきた業務を他のスタッフと共同して行う「タスクシェア」が推奨されています。実際，医師事務作業補助者に期待されている業務内容は，医師による最終確認や確実な承認があるという前提のもと，本来であれば医師が行うべき事務作業を補助または支援することです。

　診療報酬請求項目の一つである「医師事務作業補助体制加算」に関しては，算定点数が経年的に増加していることからもわかるように，国からの強い支援対応が続いています。その結果，医療機関（とくに一般急性期病院）からの医師事務作業補助者の募集はいまだに多い状況が続いています。ただし，公立病院や公的病院等では，公的資格を持たない事務職員の雇用には厳しい条件が付けられがちであり，現実的には，派遣対応なども含め非正規採用・非常勤採用が多い傾向にあります。そういった面では，正規採用・常勤採用が比較的多い民間病院とは対照的な状況となっています。「医師事務作業補助体制加算」の算定点数は2年ごとに上がってはいますが，多人数の医師事務作業補助者を必要とする公立または公的な基幹病院等では，初任時から正規採用・常勤採用することには慎重とならざるをえないのかもしれません。

　しかしながら，本邦における働き手人口の減少は著しく，現在は「売り手市場」になっていますので，低い時給・日給での非正規雇用・非常勤雇用では人がほとんど集まらないという実態もあります。結果的に都心部では，近年，医師事務作業補助者の正規採用・常勤採用も増えています。雇用サイドからしてみると，質の高い人材を継続的に採用するノウハウと入職後の人材育成が大きな課題となっており，人事担当者だけでなく，医師事務作業補助者を統括する部署の責任者にとっても悩ましい問題となっています。

　医師事務作業補助者としての就職を検討している方々は，今後，雇用環境については良好になっていくことが期待されるものの，入職後に求められることも高まってきている現実を理解しておくべきです。

Question 04

平成 30 年度診療報酬改定　Ⅲ-1. チーム医療等の推進（業務の共同化，移管等）等の勤務環境の改善②

医師事務作業補助体制加算の見直し

➤ 病院勤務医等の負担軽減策として効果があるものについて，医療機関の取組がさらに進むよう，複数項目の取組を計画に盛り込む（※）ことを医師事務作業補助体制加算等の要件とする。

※①（必須）及び②～⑦のうち少なくとも 2 項目以上
　①医師と医療関係職種，医療関係職種と事務職員等における役割分担の具体的内容（必須）
　②勤務計画上，連続当直を行わない勤務体制の実施
　③前日の終業時刻と翌日の始業時刻の間の一定時間の休息時間の確保（勤務間インターバル）
　④予定手術前日の当直や夜勤に対する配慮　　⑤当直翌日の業務内容に対する配慮
　⑥交替勤務制・複数主治医制の実施　　　　　⑦短時間正規雇用医師の活用

あわせて，合理化の観点から，以下の見直し。
- ✔ 病院勤務医及び看護職員の負担軽減に係る要件を集約・整理する観点から，精神科リエゾンチーム加算等について，当該要件を削除。
- ✔ 病院に勤務する医療従事者，勤務医及び看護職員の負担軽減に係る手続きを合理化する観点から，毎年 7 月に提出している内容と変化がない場合は，加算等の届出変更時の様式の添付は不要とする。

➤ 医師事務作業補助体制加算 1 及び 2 の評価を引き上げる。

現行		改定後	
医師事務作業補助者の配置	点数（加算 1/ 加算 2）	医師事務作業補助者の配置	点数（加算 1/ 加算 2）
15 対 1	870 点 /810 点	15 対 1	920 点 /860 点
20 対 1	658 点 /610 点	20 対 1	708 点 /660 点
25 対 1	530 点 /490 点	25 対 1	580 点 /540 点
30 対 1	445 点 /410 点	30 対 1	495 点 /460 点
40 対 1	355 点 /330 点	40 対 1	405 点 /380 点
50 対 1	275 点 /255 点	50 対 1	325 点 /305 点
75 対 1	195 点 /180 点	75 対 1	245 点 /230 点
100 対 1	148 点 /138 点	100 対 1	198 点 /188 点

2018 年度の診療報酬改定における「医師事務作業補助体制加算」の見直し概要[1]
「医師事務作業補助体制加算」の算定点数は経年的に増加している。

Q05 医師事務作業補助者は，医療機関の中でどんな部署または場所で働くのでしょうか？

Answer

　医療機関（病院）によって所属部署や配置場所などはさまざまなようです。多くの場合は，「医事課」という，診療の予約から窓口での受付対応，会計・収納業務，診療報酬請求までの診療関連サービスを行う部門（部署）に所属するかと思われます。実際，医師事務作業補助者という職種の歴史が比較的浅いことや，その業務内容等がいまだ確立していないこと，非正規の職員がメインであることなどから，医療機関の中で独立した部署や係等（たとえば，「医療秘書室」や「医師事務作業補助係」など）が設置されている施設は少ないものと考えます。最近は30〜50人単位で医師事務作業補助者を抱えている病院も増えてはいますが，係長や主任といった職位を定め，ヒエラルキー的な組織構築を上手く図っている施設は多くありません。医師事務作業補助者の勤怠管理のみを医事系部門の係長などが行い，それ以外の業務管理は外来の看護師長等に丸投げしている施設も少なくないことが，当該職種の自立や部署としての独立を阻害している要因のように感じます。その一方で，病院によっては，医師事務作業補助者の役割や機能等の重要性に早くから気づき，副院長や診療部長等の下に組織を位置づけている施設もときに見かけます。そのような施設では，組織的な業務管理だけでなく，医師事務作業補助者の教育等にも力を入れている印象を受けます。

　医師事務作業補助者の具体的な配置場所（配置部署）に関しては，大きく「外来」と「病棟」，そして「その他の部署」に分けられます。外来や病棟では，通常，診療科ごとに医師事務作業補助者の配置場所が決まり，日常の診療やケア等の支援をそこで行いながら，担当する診療科の文書作成等にも関与するというスタイルが多いように思われます。一方，診療科単位での配置は行わず，院内の一室（多くは医事課管理の部屋）に留まって，文書作成業務などを集中的に行うスタイルもあるようです。ちなみに，2014年の診療報酬改定では，従前からの「医師事務作業補助体制加算」が，外来や病棟で主に（8割以上）働いている職員を対象とした「加算1」と，事務室などで集中的に文書対応している職員向けの「加算2」に分けられました。その時点では，診療現場に出ている医師事務作業補助者を高く評価したものと考えられますが，2016年度の診療報酬改定では，診断書や証明書などを一室で記載している時間についても，外来または病棟で働いている時間にカウントしてよいとする現実的対応へと変わ

Question 05

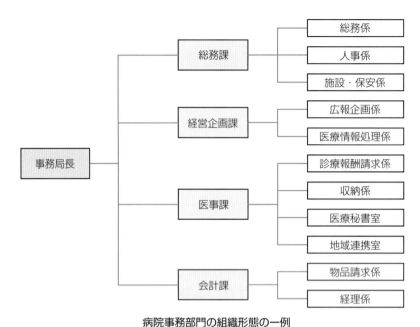

病院事務部門の組織形態の一例
医師事務作業補助者等の所属部署を独立させている医療機関はいまだ少ない。

りました。

　いずれにせよ，医師事務作業補助者という比較的新しい職種に対して，病院内に従前からいた事務系職員も，その業務管理や日常の指導等をどう行ったらよいのか戸惑っているように感じます。さらに，一定規模の公立・公的病院などでは，医師事務作業補助者の人数が多いことから考えて，職位の設定を含む業務改革なども積極的に行いたいところですが，横並びの当該職員の中から主任等を選出するプロセスは必ずしも容易でないようです。結果的に，一般的な医師事務作業補助者よりスキルが高いと思われる「診療情報管理士」などを，主任等の責任者として別途配置するといった対応がよく取られています。

②医師事務作業補助者の雇用環境と組織形態に関する疑問

Q06 事務部門の上司が，医師事務作業補助者の業務設計や将来構想をあまり考えてくれないのですが，どうしたらよいですか？

Answer

　医師事務作業補助者という職種が世の中で認識され始めたのは，やはり，2008年の「医師事務作業補助体制加算」の登場からだと思われます。実際には，それ以前から，病院（診療科）あるいは医局の中で医師の周辺業務をサポートする事務職員は存在していました。その多くは「医療秘書」あるいは「医局秘書」と呼ばれていたかと思いますが，病院の事務部門として（医事課長などが），その種の職員を直接管理することなどは想定していなかったはずです。ところが，医師事務作業補助体制加算が登場し，その施設基準の要件に「当該職種の業務を管理・改善するための責任者（医師事務作業補助者以外の職員であって，常勤の者に限る）を置く」といった文言が明記されたため，急遽，病院の事務管理部門で統括しなければならないという認識になったものと考えます。

　それまでも医療機関の医事系部門には，一般的な事務職員のほか，専門的スキルを有した事務職員が存在していました。そのなかには，社会福祉士や診療情報管理士，医療情報技師といった専門資格取得者や専門研修等の修了者も一定程度いましたが，人数として比較的少数であったことなどから，事務部門という組織内でのキャリアデザインへの対応はほとんど検討されてきませんでした。しかしながら，医師事務作業補助者おいては基幹病院であれば数十人単位の存在ともなりますので，当該部門（部署）の責任者には，単なる出退管理だけでなく，組織の再編成や業務内容等の再検証，

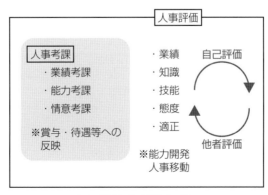

人事考課と人事評価の違い

Question 06

人材育成，人事評価（人事考課）まで行うべき責任があるはずです。とはいえ，医師
事務作業補助者の業務内容が一般的なものではないこともあって，どのように対応し
てよいのか困惑しているのが現状かと思われます。従前，専門的な業務をことごとく
外部業者に委託してきた事務系管理職も，今回の加算では業務委託が認められていま
せんので，しばらくは試行錯誤による取り組みが続くものと考えます。

　医師事務作業補助者として上司に期待する部分は当然あってよいと思いますが，そ
れと同時に，自分たちのなかからも業務改善に向けた建設的な提案ができるとよいで
しょう。

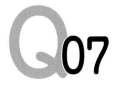
医師事務作業補助者がつく診療科や担当医師は選べるのでしょうか？　途中で人事異動はあるのでしょうか？

Answer

　医療機関によって対応等はさまざまだと思います。そもそも，医師事務作業補助者を外来部門に配置するのか，病棟単位で配置するのかによっても変わってきます。また，単一の診療科に配置する場合もあれば，複数の診療科を掛け持ちさせることもありえます。「Q&A 4」で示した「○対1」という医師事務作業補助体制加算での配置基準は「届出病床数」に対してです。たとえば，500床の病院に10人の医師事務作業補助者が配置されていれば「50対1」ということになります。本来であれば，支援すべき医師の数に対して医師事務作業補助者が何人いるかで評価されるべきでしょうが，同加算が新設された当時から，届出病床数との比率で算定する仕組みになっています。

　医師事務作業補助者が一診療科（一病棟）に長くつく（長くいる）ことには，当然，メリットとデメリットが存在します。一つの診療科で長く仕事をしていれば，その診療科特有の業務にはきっと慣れるでしょうし，キャラクター的に大きな問題さえなければ現場の職員からも頼られるはずです。その結果，当該診療科の責任者などは，担当する医師事務作業補助者の異動を嫌がるものと考えます。しかし，医師事務作業補

ジョブローテーションのメリット・デメリット

（メリット）
・職員の適材適所の判断材料になる
・休日対応などでの交替要員が増える
・職員にとって業務の視野が広がる（スキルが高まる）
・ジェネラリストの育成につながる
（デメリット）
・新たな業務に慣れるのに時間がかかる
・異動前との業務量の調整が難しい
・スペシャリストの育成が遅れる

＊欧米ではジョブを自ら選んでいくので「ローテーション」がない？

職場の異動は悪いことばかりではない。

助者が単一部署を一人だけで担当していると，担当者が個人的な都合等でいなくなった際に後継者問題が必ず発生します。普段から担当部署や当該業務等を複数の職員で対応していれば，個人的な休暇や休職なども取りやすいものと考えます。実際，診断書や証明書などの代行記載において，担当外（他科）のものはまったく書けないという状況では困ります。

　そのような意味では，医師事務作業補助者を，一定程度の業務経験の後に配置異動させるという対応は悪いことばかりでもないはずです。理想的に言えば，新人（未経験者）の医師事務作業補助者に対しては，指導者クラスの職員につけてまずは全体的な業務フローを覚えさせ，診断書や証明書等の基本的な記載方法などを学ばせながら，先輩職員が不在の場面で簡単な業務を少しずつ任せていくのがよいのでしょう。しかし，多くの医療機関では，そのような余裕を持った教育研修が行われていないように感じます。また，経験が豊富な医師事務作業補助者のなかには，当該診療科の医師に重宝がられ，「異動させられるならば辞める」といったことを言いだす職員もいるように聞きます。

　医師事務作業補助者の顧客は確かに「医師」なのですが，小さな個人病院などは別として，一人の医師にずっとつくということができない医療機関では，医事課等の管理責任担当者による適切な対応判断が求められます。遠い昔に，教授秘書や医局秘書といった呼称でやや私的に使われていた事務職員と，診療報酬制度の中で位置づけられた医師事務作業補助者とは異なる職域だと考えます。

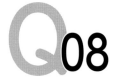

Q08 雇用条件における「正規」,「非正規」,「常勤」,「非常勤」の違いがよくわからないので教えてください

Answer

　医師事務作業補助者という個別の職種・職名には関係なく，一般的な雇用形態の分類として,「正規雇用（正規職員）」か「非正規雇用（非正規職員）」，そして「常勤」または「非常勤」という区分で考えればよいと思います。正規雇用（正規職員）とは,「無期雇用」,「フルタイム」,「直接雇用」の三要件を満たしている雇用形態のことです。そして，それらを満たしていない雇用形態が「非正規雇用（非正規職員）」と単純に考えれば，わかりやすいように思います。なお，非正規雇用のなかには，有期契約である「パートタイマー」,「アルバイト」,「契約社員（期間社員）」,「契約職員（臨時職員）」などのほか,「派遣社員（登録型派遣）」と呼ばれる雇用形態が存在します。

　正規雇用された労働者は，法律上の保護範囲が広く，雇用保険や社会保険等の加入義務も雇用側に課せられており，退職金も支給されるなど比較的安定した立場で働くことができ，解雇に関する規制等も厳しいため失職しにくいという面があります。その一方で，雇用者からの命令には一定程度従うことが義務づけられており，残業や転勤，業務変更などに対応しなければならない場面が多々生じます。本邦では，ここ十

正規職員のメリット・デメリット

（メリット）
- 安定雇用 → 雇用期間の定めがない（定年まで働ける）
- 賞与や退職金などがある
- 昇給や昇格が見込める
- 福利厚生や研修が充実

（デメリット）
- フルタイム勤務 ← メリットでもある？
- 残業が必要なときもある
- 転勤や業務変更（ジョブローテーション）がある

＊2019年4月から,「働き方改革関連法」により正規・非正規の待遇格差はある程度是正されることとなる

正規職員の三要件は「無期雇用」,「フルタイム」,「直接雇用」である。

Question 08

数年，企業等が人件費の削減などを目的に非正規職員の雇用を進めてきました。現在，非正規雇用の職員（従業員）の割合は37％ほどですが，生産年齢人口の減少などもあって，正規職員としての採用率は少しずつ伸びています。また，2019年4月から施行された「働き方改革関連法」によって，従前からの正規・非正規の待遇格差はある程度是正されていくものと考えます。

　医師事務作業補助者の雇用条件も今後是正されていくとは思いますが，正規職員や常勤職員として採用されるということは，当然，責任も重たくなるという認識を持っておくべきです。

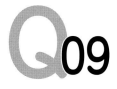

Q09 「書類」と「文書」の違いはなんですか？

Answer

　「書類」は公的・社会的な記録や契約内容等を記載したもので，もともとは「紙」を原本として捉えていたものと考えます。いわゆる「契約文書」や「登録書類」，「婚姻届」などをイメージしていただければよいかと思います。なお，「書類＝紙」という通念が以前にはありましたが，最近は書類の電子化（デジタル化）がどんどん進んでいます。

　一方，「文書」は，個人的な考えや感想，思想の記録といった「内容」を重視した概念です。社会的な信用性などの違いにより「公文書」と「私文書」に分けられますが，日常生活の中では，署名や押印（実印）の有無などによって当該文書の重要性（重大性）を実感することが多いかと思われます。なお，公的文書は「公文書」とも呼ばれますが，国や地方公共団体の機関または公務員がその職務上作成する文書とされており，社会的信用性がきわめて高いものとして位置づけられています。当然のことながら，名義の偽造や内容偽造等があれば，刑法のもと厳しく罰せられることとなります。

　医療関連文書の代表である「診療録（カルテ）」が公文書か否かは意見が分かれるところです。本来の定義から考えれば，国立病院や市立病院等でなく，民間の医療機関における診療録は「私文書」と言えないこともないのですが，カルテ記載に関しては「医師法」や「療養担当規則」などの法令で記載事項等が定められていることから，公文書に準じて取り扱うことが妥当であると思われます。実際，過去の判例でも，診断書などを偽造して保険請求したことから，偽造罪や詐欺罪などで責任追及がなされた事案が少なからずあることは知っておくべきです。

書類と文書の違い

- 書類とは？
　　公的・社会的な記録や契約内容・・・「紙」？
　　（例）契約書類，登録書類，婚姻届など
- 文書とは？
　　個人的な考え，感想，思想の記録・<u>内容</u>

＊「公文書」とは？
　　国や地方公共団体の機関または公務員が，その<u>職務上</u>作成する文書 ⇔ 私文書

Question 10

Q10 医師事務作業補助者がかかわる「医療文書」にはどんなものがありますか？

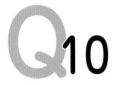nswer

　そもそも「医療文書」とは，医療機関において患者さんに対し発行する診断書や証明書，意見書などの文書のことを指しますが，診療録（カルテ）や診療関連の各種文書，診療報酬請求時に使用されるレセプト用紙なども広義では医療文書にあたるものと考えます。

　医師事務作業補助者がかかわる医療文書に関して，「医師事務作業補助体制加算」の算定要員である事務職員には一定の介入制限が課せられています。具体的には，「Q&A 1」で説明したように，4要件に記載のある「診断書」や「診療記録」，「医療の質の向上に資する文書」，「行政上の業務に係る文書」については医師事務作業補助者による代行記載が認められる一方で，診療報酬の請求事務に係るDPCコーディングやレセプト等の記載などは日常業務として認められていません。逆に言えば，「医師事務作業補助体制加算」の人員として登録されていなければ，レセプト等の記載業務を行っても構わないということです。実際，現状として，上記加算が算定できない診療所（クリニック）等で勤務している事務職員の多くは，窓口での受付対応のほか，毎月のレセプト請求業務にかかわっているかと思われます。

　左欄に医師事務作業補助者がかかわる可能性のある医療文書を提示しましたが，病院内での勤務場所（配置部署）によっても，代行記載等が期待される医療文書の種類は変わってくるものと考えます。

医師事務作業補助者がかかわる可能性のある「医療文書」の種類

1) 診断書・証明書
　　生命保険診断書・自賠責診断書・労災診断書・健康診断書
　　身体障害者診断書意見書・死亡診断書（証明書）
2) 指示書・計画書・サマリー（広い意味でのカルテを含む）
　　入院診療計画書・点滴注射指示書・処方箋・一般指示書
　　栄養指導指示書・リハビリ指示書（計画書）
　　退院時要約・訪問看護指示書など
3) 意見書
　　介護保険主治医意見書・健康保険傷病手当金支給申請書
　　特定疾患（難病）意見書・小児慢性・療育医療意見書・生保
4) 返書・診療情報提供書（紹介状）・お手紙
　　返書・紹介状（診療情報提供書）・その他（FAX・メールなど）
5) 検査・処置等の説明・同意書
　　内視鏡検査・造影CT検査・輸血・手術・侵襲的処置など

狭義での医療文書は1）と3）かと思われる。

③医師事務作業補助者の実務 ～文書作成業務での疑問～

Q11 「診断書」と「証明書」の違いはなんですか？

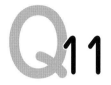

Answer

　本来、診断書は医師が患者さんを診察し診断したのちに、どれくらいの加療が必要なのか、治療後はいつから仕事に戻れる見込みなのかといったことを記述した文書です。一方、証明書はその医療機関に通院等をしたという証明文書であって、病状の程度や他人への感染性などに関する記載はなくても構いません。

　会社や学校などから、病気等で休むことを認めてもらうために、医療機関に対して文書記載がよく求められますが、「診断書」なのか「証明書」なのか微妙なことも少なくありません。実際、学校保健安全法によれば、第2種・第3種の学校感染症には図に示すような「証明書」の提出が必要であるとされており、医療機関（医師）に対して当然のように文書記載を求めてきますが、証明書と明記されているものの医師の判断が必要であれば「診断書」に近い文書かと考えます。また、学童児のインフルエンザ等に関して医師の判断や署名（記名・押印）等を必要とする「治癒証明書」や「登校許可証明書」などを求めてくる場合がありますが、文書作成の煩わしさという問題だけでなく、その種の文書が本当に必要なのかといったことがよく議論となります。

　なお、「診断書」としての文書作成であれば、医師が関与している時点で「証明書」に比べ高い料金設定でもよいかと考えますが、「証明書」と明示されるとその対応判断に迷うこともありそうです。

Question 11

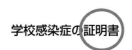

学校名＿＿＿＿＿＿＿＿＿＿＿
年　組　氏名＿＿＿＿＿＿＿

1、上記の者について、下記の病気（○印）を診断しました。
2、上記の者について、下記の理由により＿＿月＿＿日から＿＿月＿＿日まで
　（＿＿＿＿日間）出席の停止をしたことを認めます。

第2種学校感染症

1	インフルエンザ	発症した後5日を経過し、かつ、解熱した後2日（幼児にあっては、3日）を経過するまで
2	百　日　咳	特有の咳が消失するまで又は5日間の適正な抗菌物質製剤による治療が終了するまで
3	麻　　　しん	解熱した後3日を経過するまで
4	流行性耳下腺炎	耳下腺、顎下腺又は舌下腺の腫脹が発現した後5日を経過し、かつ、全身状態が良好になるまで
5	風　　　しん	発疹が消失するまで
6	水　　　痘	すべての発疹が痂皮化するまで
7	咽頭結膜熱	主要症状が消退した後2日を経過するまで
8	結　　　核	症状により学校医、その他の医師において感染のおそれがないと認めるまで
9	髄膜炎菌性髄膜炎	病状により学校医等において感染のおそれがないと認めるまで

第3種学校感染症

10	腸管出血性大腸菌感染症	症状により学校医、その他の医師において感染のおそれがないと認めるまで
11	流行性角結膜炎	同　　　　　上
12	急性出血性結膜炎	同　　　　　上
[下記は条件によって出席停止の措置が必要と考えられるもの]		
13	溶連菌感染症	抗生剤治療開始後24時間を経て全身状態が良くなるまで
14	手　足　口　病	発熱、口内疹などの急性期症状が消退して、全身状態の安定するまで
15	伝染性紅斑	発疹のみで全身状態がよければ登校可能
16	その他の感染症（　　　　）	症状が改善し、全身状態が良くなるまで

（注）「その他の感染症」とは、ウイルス肝炎・マイコプラズマ感染症・流行性嘔吐下痢症・感染性胃腸炎・ヘルパンギーナをいいます。
〔　通常出席停止の措置は必要ないと考えられる感染症　〕
　アタマジラミ・水いぼ（伝染性軟疣（属）腫・伝染性膿痂疹

平成　　　年　　　月　　　日

医師＿＿＿＿＿＿＿＿＿＿＿印

「証明書」と「診断書」が混在する医療文書の一例[2]
「証明書」と明記されていても、実質的に「診断書」と思われる文書は少なくない。

③医師事務作業補助者の実務 ～文書作成業務での疑問～

Q12 医療文書に関するクレームやトラブルにはどんなものがありますか？

Answer

　診断書や証明書などの医療文書は，通常，患者さんが外来を受診して診断が告げられたときや，入院中に退院日が決まった際などに，職場への証明書の提出や保険会社等への給付金申し込みのために記載依頼されることが多いかと考えます。実際，その種の書類がないと，職場への説明ができなかったり給付金等が受け取れない事態が生じますので，できるだけ早く，間違いのない書類（文書）を患者さんが欲しいと思う気持ちは十分理解できます。そういった状況などを考えれば，以下に示すようなクレームやトラブルが問題となりやすいことは容易に想像がつきます。医師事務作業補助者の立場で言えば，診療録等の情報を転記ミスすることなく正確に記載することが重要ですが，最終的には，担当医の確認と承認がなければ患者さんに手渡すこともできません。

　多くの医療機関では，医療文書の受付対応を窓口等で一元管理しているかと思われますが，書類の受取りから担当診療科への搬送，医師事務作業補助者による下書き，そして担当医による確認・承認までの流れを確実にフォローするとともに，依頼者（患者さん）へ最終的に何日間で手渡せたのかモニタリングすることも大切です。やはり，書類の受取りから2週間程度のうちには依頼者に書類を手渡したいところです。

　なお，医療機関で患者さんに提供する医療文書のなかには，実際の診療等に絡んだ説明文書や同意書など料金を別途請求できないものから，診療報酬請求の仕組み上決められた点数での保険請求ができるもの（診療情報提供書など），そして医療機関で自由に料金設定してもよいものまであります。料金を自由に決めて

医療文書に関するクレーム・トラブル

- 作成（完成）までの時間が長い
    - クラークのもとに書類が来るまでが遅い
    - クラークによる記載が遅い
    - 医師の承認が遅い
- 誤字・脱字が多い（転記のミスを含む）
- 記載内容が誤っている
    - 本人の申告状況の問題
    - カルテ記載の問題
    - 医学用語の理解不足
    - （略語・術式・コード・Stage・Gy など）
- 料金等のクレーム
- 誤送信！（最悪のトラブル）

医師事務作業補助者として正確な文書記載に努める。

Question 12

　もよい医療文書に関しては，多くの場合，近隣施設の事例などを参考にしているかと思われますが，患者さんへの事前説明を確実に行っておくことが大切です。

③医師事務作業補助者の実務 ～文書作成業務での疑問～

Q13 一般的な「診断書」を代行記載する際に注意すべきことを教えてください

Answer

　診断書を代行記載するにあたっては，医師による診察が行われている前提のもと，診療録等の内容を確実に反映した文書にすることが大切です。ただし，外来での対面診察時に目の前で依頼された診断書に関しては，医師がその場で書いてしまうことも少なくなく，医師事務作業補助者に対しては，「ハンコ（印）を押しといて」とか「コピーを取っておいて」といった依頼がなされる程度のこともありえます。

　代行記載を含め，一般的な診断書を記載する際には，住所と氏名が正確に書かれていることの確認がまずは重要です。もし誤りがあり「書き直し」となると二度手間にもなりますので，戸籍上の文字と普段使用している文字が違う場合などにはとくに注意が必要です。また，「診断書」という視点から考えると，「診断名」を記載することが原則であり，「症状」を記載することは避けるべきです。さらに，診断書には治療の必要性を具体的に記載することが大切であり，通院加療や入院加療であれば，「○日間の加療（入院）を要する見込みである」といった記述が通常は求められます。なお，「診断日」は原則「診察日」であり，診断書の記載日ではありません。

　そのほか，簡単な診断書の場合，記載欄のスペースに幅広い空白（空欄）が生じることがありますが，「斜線」を引くなどして他人による追記を防ぐ対応や，「以上」あるいは「以下余白」と記載することで追記や改ざん等を防ぐ配慮も望まれます。

　いずれにせよ，医師事務作業補助者が代行記載した診断書は，担当医による確認と承認がなされたのち，記名押印または署名（直筆のサイン）してもらうことで完成品となります。

「サイトウ」の姓は31種類もある？

斎藤＞斉藤＞齋藤＞齊藤
西藤＞西塔＞才藤＞済藤＞西頭
＞＞＞西等，佐井藤，再藤

診断書では戸籍上の文字を記載する。

23

Question 14

Q14 医師事務作業補助者が代行記載した医療文書を，医師が十分確認せずに押印することがあるのですが，よいのでしょうか？

Answer

　医師事務作業補助者が医療文書を代行記載してもよい条件は，あくまで医師による確実な内容確認があってのことです。多くの医師は，その種の医療文書を自分自身で書くことを避けたいと思っている半面，自身が書いて提供した文書には当然責任を負わなければならないことを知っています。おそらく，医師事務作業補助者が医療文書の代行記載を始めたばかりの頃は，その内容を細かくチェックしていたでしょうし，ひょっとしたら「自分で書いた方が早いのに」と思っていたかもしれません。しかし，担当してくれる医師事務作業補助者がその業務に一定程度慣れてくると，医師の方も担当者を信頼して確認作業が雑になるということは十分起こりえます。実際，生命保険会社の手術・入院証明書（診断書）などでは，受診日や入退院日等のほか手術術式などを診療録から確実に転記できれば通常問題が生じないことや，「診療経過欄」への記載があまり求められないことなどから，担当医による確認が形式的になりやすいことは十分想像できます。また，担当医にしてみても，入院中に行われたすべての手術術式（Kコード）等をレセプトから抽出して，そのコードの正確性までチェックすることは面倒だと考えるはずです。本来，そのような作業は，法的に医師に課せられた診断書記載の応召義務の範囲を超えているのかもしれません。

　しかし，医療文書の記載を依頼してきた患者さんには直接の害を与えないまでも，保険会社等からの問い合わせが頻回にあるようでは困ります。一つの解決法として，医師事務作業補助者が代行記載した医療文書については，必要項目の「抜け」や「漏れ」を防ぐためのチェック表などをあらかじめ作っておき，担当医に最終確認してもらう前にチェックするといった対応が有効かもしれません。そのほか，医師事務作業補助者自身が疑問（不明）に思った箇所には付箋を付けるなどして，担当医にポイントを絞った質問や確認依頼を行うことも大切です。いずれにせよ，担当医からいくら嫌がられようとも，医師事務作業補助者の記載した医療文書が担当医による確認もなく依頼者に渡されることがあってはいけません。

（補足）
「押印」と「捺印」の使い分けは，「記名押印」と「署名捺印」という組み合わせで考

③医師事務作業補助者の実務 〜文書作成業務での疑問〜

氏名記載の法的効力

記名＜記名押印＜署名＜署名捺印

［印鑑］　認印＜実印

欧米では署名（サイン）のみで十分だが，日本では署名捺印が好まれる傾向にある。

えればよいと思います。法的効力は上記のような順序になりますが，通常，契約書などでは署名捺印が好まれる傾向にあり，そこで使用される印鑑も「認印」より「実印」の方が重要度が高い書類に使用されているはずです。

25

Question 15

Q15 紹介状や返書等の書類記載において注意すべきことはなんですか？

Answer

　医師事務作業補助者が働いている医療機関の規模や機能にもよりますが，地域の基幹病院であれば，近隣の開業医からの患者紹介が一定程度あるかと思います。その際，紹介元の医師に対して，すみやかに「患者さんが受診した」ことを伝えることは案外大切です。紹介元の医師にしてみれば，自身の施設では対応できないから紹介した訳ですが，患者さんが確実に受診したか否かは最初に知りたい情報だと思います。そういった意味では，患者さんが来院されたその日のうちに，「ご紹介いただいた患者さんが本日来院しました。ありがとうございます」という第一報を，事務処理的にでもよいのでハガキ等で送ることは紹介元医師への礼儀とも言えます。その一方で，紹介元医師の希望は画像撮影や画像診断の依頼，入院の必要性の有無の判断，最終診断（病名）の確認などにあると考えられますので，それらへの対応や回答なども比較的早く行ってほしいと思っているはずです。医師事務作業補助者として，新人のうちは「～の診断のもと，〇月〇日に入院予定としました」といった程度の文章しか書けないかもしれませんが，医学的知識を少しずつ増やしていき担当医からも信頼され相手方の施設からも認められる返書文書を書けるようになってください。

　通常の返書とは異なり，相手方の施設（医師）に患者紹介や診察依頼等を行う目的で，自施設での診療経過や検査結果などを記載した文書を「診療情報提供書」といいます。同文書は，患者さんが相手方の施設に受診することを前提に「診療情報提供料（Ⅰ）：月1回・250点」が算定できますので，医事請求係への連絡調整等を確実に行っておくことが大切です。さらに，この診療情報提供料（Ⅰ）には，「検査・画像情報提供加算」や「精神科医連携加算」といった多くの加算が別途付くことも知っておくとよいです。なお，その際の文書作成費用は，患者さんに「診療情報提供料」として保険請求すべきものであり，文書料として別に請求することはできません。また，先に述べた一連の返書類の費用も患者さんには請求できず，医療機関の負担で行うこととなります。そのあたりは，自施設での価格設定が可能な診断書や証明書等とは異なった対応が必要です。

　医師事務作業補助者として，他施設への紹介状とも言える「診療情報提供書」がしっかり書けるようになれば，担当医からも一人前だと評価されるはずです。実際，

③医師事務作業補助者の実務 ～文書作成業務での疑問～

本邦における「内服薬」の処方記載ルール

（薬名）
　商品名と一般名（ジェネリック）
　錠剤・カプセルにも種類がある（50mg 剤，100mg 剤）
（分量）
　内服薬は 1 日分量
　頓服薬は 1 回分量
（用法・用量）
　1 回あたり使用量・1 日あたり使用回数・使用時期
　投与日数（回数）
（具体例）
　①○○錠　1 錠　1 日 1 回　　朝食後　7 日分
　②□△シロップ　6mL　分 3　毎食後　5 日分
　③□□錠　3 錠　分 3　　　　毎食後　14 日分

（例）「ロキソニン（60mg）3 錠，分 3（1 日 3 回）」という表記は，
日本では「1 回 1 錠を 1 日 3 回」と解釈されるが，
欧米では「1 回 3 錠を 1 日 3 回」と解釈される可能性がある。

この種の文書に関して担当医から認められるレベルになれば，医療関連文書の記載スキルも相当に高いものがあると考えられます。当然，そこまでのレベルに達すれば，医学的知識の理解度もかなり高まり，医薬品等の処方の表記（上記）や検査データの単位，画像所見の記述などにも敏感になってくるはずです。初任者には想像がつかないかもしれませんが，日々の業務経験と生涯学習を通じて医師事務作業補助者としての高みを目指してください。

Question 16

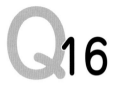

Q16 「自動車損害賠償責任保険」の診断書作成で注意すべきことはなんですか？

Answer

　まずは「自動車損害賠償責任保険（自賠責保険）」の仕組みを理解しましょう。自賠責保険は，車に乗る方は皆さんご存知のように，バイクを含めすべての車両に掛けられている（べき）保険であり，運転者が保険の名義人とは違っていても，一定額（最高120万円）の治療費が被害者に支払われる仕組みになっています。通常の任意保険が「人（運転者）」を対象に設計されているのに対し，自賠責保険は「車両」に掛けられている保険であることを知っておいてください。なお，自賠責保険は（同乗者を含め）人身事故のみを対象としています。実際の運用手順として，人身事故が起こった際に被害者側から自賠責保険の被害者請求を行うことも可能ではありますが，加害者側の任意保険会社の方から自賠責保険とそれを超える任意保険会社負担分を一括処理する対応が通常なされているかと思います。

　人身事故としての取り扱いには，「警察へ届ける診断書」と自賠責保険用の「診断書（場合により，後遺障害診断書）」，そして「診療報酬明細書」などの書類が必要となります。医療機関，とくに病院においてよく遭遇するパターンで言えば，交通事故で患者さんが救急外来を受診したのち，その後のフォローを自院の外科系診療科で行う場合と開業医等へ紹介してあとの治療を依頼する場合があります。いずれにせよ，被害者あるいは保険会社等から「Q&A 17」で示すような診断書の記載依頼がなされま

「自動車損害賠償責任保険」について知っておくべきこと

- バイクを含め全加入
- 人身事故のみの最低限補償（物損×同乗者○）
- 治療費は最高 120 万円まで → 任意保険の必要性
- 人身事故であれば，
  「警察へ届ける診断書」，自賠責用の「診断書」，
  「診療報酬明細書」，「後遺障害診断書」などが必要になる

＊被害者側から，保険給付の直接請求を行うことも可能
＊「第三者の行為によって生じた」→「届出」→ 保険診療

自賠責保険は車両に掛けられた保険である。

すので，担当医あるいは医療機関としての対応が求められます。その際，基本的には，診察対応した医師個人に診断書記載が依頼されますので，外来対応した医師が大学病院等からの臨時アルバイトであったり，救急外来で診た医師と翌日以降の外来担当医が異なる場合などでは，文書記載完成までの日数が長くなることも起こりえます。しかし，患者さんにしてみれば，医療費等の費用弁償にしたい金券とも言える文書ですので，医療機関として可能な範囲での迅速対応が望まれます。実際，明確な文書としては存在しないようですが，医師法第19条にある「応召義務」や「診断書（証明書）作成義務」は，医師個人だけでなく医療機関としての義務とも解釈できるようです。したがって，医師が遠方に移動してすぐに連絡が取れない場合などには，病院を代表する医師の名義で事務処理することも許されているようです。さらに，院内での複数医師による診察対応であっても，代表する医師がまとめて診断書を記載してくれれば，担当医ごとに診断書記載を依頼する手間が省けますし，結果的に依頼者（患者さん）の費用負担なども軽減されるものと考えます。

Question 17

Q17 「自動車損害賠償責任保険」の診断書作成でとくに注意すべきことを教えてください

Answer

　自賠責保険の対象となる方々のほとんどは，交通事故（人身事故）による受傷患者さんかと思われます。そのため，患者さんの居住地域ではなく普段通院している医療機関でもない施設への緊急受診が多いことや，被害者自らが受傷により動揺していることなどから，住所・氏名等の記載ミスが当初起きている可能性があります。また，医療機関側においても，夜間の不慣れな当直対応などにより，カルテ番号の重複トラブルなども起こりえます。通常，診断書の作成依頼がなされるのは救急外来を受診して数日後のことでしょうから，まずは，診療録の記載事項（記載内容）を再確認して正確な転記作業に努めることが大切です。傷病名欄の記載に関しては，交通事故の場合，負傷部位が多数に及ぶことも珍しくありませんので，傷病ならびに疾患をある程度整理して記載するとよいでしょう。また，診断書の裏面には受傷部位が図示できるスペースがありますので，斜線や矢印などを用いてわかりやすく表記してください。「治療開始日」は通常受診日になるかと思われます。なお，転帰は「作成日」までの臨床経過にもよりますが，「治ゆ見込」等の判断が難しい場合には担当医への確認が必要です。

　「初診時の意識障害」や「既往症および既存障害」，「後遺障害の有無」は診療録の記載内容に沿って該当するものに丸を付ければよいのですが，「既往症」に関しては，自賠責保険に限らず診断書記載ではよく問題になりますので注意が必要です。実際，一般の生命保険会社の診断書などでは，被保険者の契約時点での申告内容とも関係しますので，判断が難しい際には担当医への確認を行ってください。ちなみに，自賠責保険の診断書には，「当該交通事故による障害の治療上考慮しなければならない既往症がある場合は（　　）内に記載してください」との注釈があります。なお，「後遺障害」がある場合には，別途「後遺障害診断書」を記載することが必要になります。

　そのほか，骨折などの外傷で固定具を常時装着している期間がある場合，固定具の種類と固定の部位，装着期間などの記載が求められることがあります。その理由は，通院していなくても，平常生活で固定具を装着していた期間を半日の治療期間として計算することがあるからです。ただし，支払い対象外の固定具として湿布・包帯・サポーター・テーピング・ばんそうこう・松葉杖などがあることや，支払い対象外の固

③医師事務作業補助者の実務 〜文書作成業務での疑問〜

（保険会社使用欄）

診　断　書

カルテ番号　　　　　　　　　　　　

傷病者	住　所				
	氏　名		男・女　明・大・昭・平　年　月　日生		

（注1）治ゆ見込み日をご記入のうえ、該当する事項を○で囲んでください。既に治ゆした傷病については治ゆ日を、また、現時点で治療継続中の傷病については

（注2）（　）内に記載してください。当該交通事故による障害の治療上考慮しなければならない既往症がある場合は（　）内に記載してください。また既存障害がある場合も記載してください。

傷　病　名	治療開始日	治ゆまたは治ゆ見込日（注1）	
	昭和 平成　　年　月　日	昭和 平成　　年　月　日	治　ゆ 治ゆ見込
	昭和 平成　　年　月　日	昭和 平成　　年　月　日	治　ゆ 治ゆ見込
	昭和 平成　　年　月　日	昭和 平成　　年　月　日	治　ゆ 治ゆ見込
	昭和 平成　　年　月　日	昭和 平成　　年　月　日	治　ゆ 治ゆ見込

症状の経過・治療の内容および今後の見通し
（手術のある場合は実施日をご記入下さい）　　　　　　　　（受傷日　　　年　　月　　日）

主たる検査所見

初診時の意識障害	なし・あり（程度　　　　　　　　継続期間　　　　日　　時間）			
既往症および既存障害	なし・あり（注2）（　　　　　　　　　　　　　　　）			
後遺障害の有無	なし・あり・未定			

				（診断日）　　　年　月　日
入院治療	日間 自　　　年　月　日・至　　　　　年　月　日			治ゆ　継続 転医　中止 死亡
通院治療	日間（内実日数　　　　日） 自　　　年　月　日・至　　　　　年　月　日			
ギプス 固定期間	固定　　　　　除去　　　　　固定具の種類 自　　　年　月　日・至　　　　年　月　日（　　　　）			
付添看護を 要した期間	日間 自　　　年　月　日・至　　　　年　月　日		理由	

（裏面も記入願います）

上記の通り診断致します。
（作成日）
　　　平成　　年　　月　　日

所在地
名　称　　　　　　　　　　　　TEL.　　（　　　）
医師名　　　　　　　　　　　　　　　　印

「自動車損害賠償責任保険」の診断書書式（表）[3]
印（丸枠・四角枠）が付いている項目や記載欄には注意が必要である。

Question 17

定部位として，手の中指・薬指・小指，足指，鼻，歯のみの固定があることなどは知っておくとよいでしょう。いずれにせよ，「診断日」と最終の「転帰」の記載がとくに重要となりますので，診療録での再確認と担当医への最終確認を必要に応じて行ってください。なお，当然のこととして，「作成日」は「診断日」より後になるはずです。

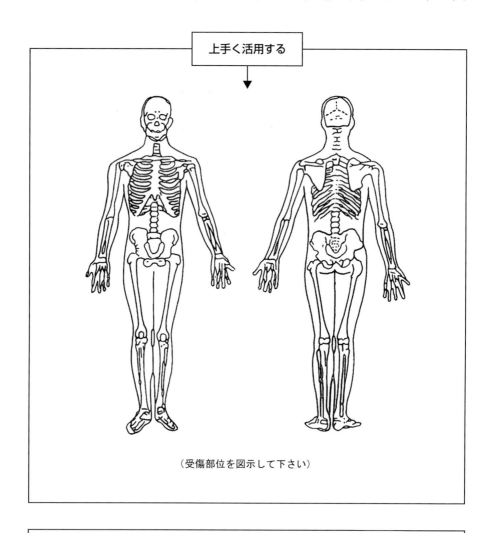

「自動車損害賠償責任保険」の診断書書式（裏）[4]
矢印や斜線などを用いて受傷部位の表記を行う。

③医師事務作業補助者の実務 ～文書作成業務での疑問～

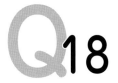

生命保険会社の「入院・手術証明書（診断書）」を代行記載する際に注意すべきことを教えてください

Answer

　生命保険会社の「入院・手術証明書（診断書）」の代行記載は，医師事務作業補助者が入職後に最初に行う代表的業務の一つです．実際，基幹病院において，最も記載依頼件数の多い医療文書は生命保険会社の入院・手術証明書（診断書）だと思います（下図）．新人の医師事務作業補助者がその種の文書記載に慣れるためには，先輩の事務職員が代行記載した文書や医師による記載例，各種テキストにある模範例などから学んでいくしかありません．最初は，入院期間が比較的短く診療内容が複雑でないものを指導者から選んでもらい，「下書き」としての作業練習を繰り返しながら，上司または担当医からのチェックを受け慣れていくしか上達の道はないものと考えます．ま

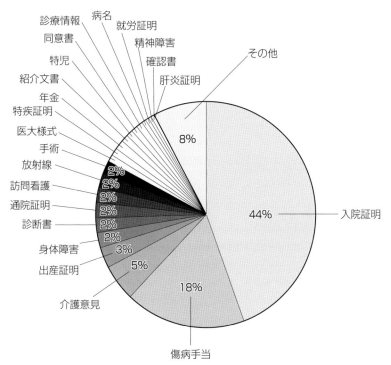

大学病院において記載依頼がなされる医療文書の種類
（浜松医科大学医学部附属病院：2016年9月）

Question 18

た，その種の作業（代行記載）に慣れるにつれ，診療録に記載されている用語等の理解がとても重要であるということを実感するはずです。

　生命保険会社の診断書等の代行記載にて医師事務作業補助者が常々疑問に思っていることや知りたいことなどは，このあとの「Q&A 19～23」で随時取り上げていきますが，まずは診断書書式の標準化・簡素化の流れについて説明しておきます。生命保険会社の診断書等を取り扱う際に最初に思うことは，どうして保険会社ごとに書式が異なるのかという疑問です。また，このような書式を使わなくても，「診療報酬明細書」と「医師の署名」などで簡略的に保険金支払いができないのかという素朴な思いも生じます。実は，「医師の働き方改革」が国策として進められている状況下，診断書等の作成業務の効率化に向けた議論も行われています。実際，2018年9月6日に開催された「民間保険会社が医療機関に求める診断書等の簡素化等に関する研究会（第

「生命保険協会」の加盟する生命保険会社一覧

・アクサ生命	・T＆D生命
・アクサダイレクト生命	・東京海上日動あんしん生命
・朝日生命	・日本生命
・アフラック生命	・ネオファースト生命
・アリアンツ生命	・富国生命
・SBI生命	・フコクしんらい生命
・エヌエヌ生命	・プルデンシャル生命
・FWD富士生命	・PGF生命（プルデンシャル ジブラルタル
・オリックス生命	ファイナンシャル生命）
・カーディフ生命	・マスミューチュアル生命
・かんぽ生命	・マニュライフ生命
・クレディ・アグリコル生命	・三井生命
・ジブラルタ生命	・三井住友海上あいおい生命
・住友生命	・三井住友海上プライマリー生命
・ソニー生命	・みどり生命
・ソニーライフ・エイゴン生命	・明治安田生命
・損保ジャパン日本興亜ひまわり生命	・メットライフ生命
・第一生命	・メディケア生命
・第一フロンティア生命	・ライフネット生命
・大同生命	・楽天生命
・太陽生命	
・チューリッヒ生命	

　（厚生労働省：第2回民間保険会社が医療機関に求める診断書等の簡素化等に関する研究会．診断書様式の標準化・簡素化について〈一般社団法人生命保険協会〉資料より．https://www.mhlw.go.jp/content/10800000/000350986.pdf）（2018年9月時点による）

③医師事務作業補助者の実務 〜文書作成業務での疑問〜

2回）」の資料によれば，一般社団法人生命保険協会に加盟している日本の生命保険会社41社により，診断書の作成負荷軽減に向けた取り組みがある程度なされている実態がわかります。具体的には，簡略請求の推進（診断書の証明依頼の縮減）や診断書機械印字化ソフトの普及促進などが行われています。簡略請求（簡易請求）とは，保険請求額の低い事案や一定の要件にあったものに対して，医師の診断書（各種証明書）提出を原則不要とする請求のことです。その際，診断書（証明書）の代替え書類として，医療機関の窓口で発行される「診療明細書」や請求者の自筆による「治療状況報告書」などが使われます。簡略請求に関しては，その条件が限られているとはいえ，現状でも約9割の会社で実施しており各会社での取り扱い率も20〜50％程度あることを考えると，被保険者ならびに関係者への周知をもっと進めていく必要性を感じます。なお，「診断書機械印字化ソフト」に関しては，現在，先に述べた「生命保険協会」が認定しているソフトが5種類（下記）あり，その導入医療機関は1,691病院（平成30年3月末時点）に達しているとのことです。

　いずれにせよ，診断書等の代行記載を行っている医師事務作業補助者の立場で言えば，やはり，記載内容の標準化と書式の統一化が最も望まれることとしてあげられます。その点に関しても，平成19年に創設された「診断書様式作成にあたってのガイドライン」が平成23年以降改訂されていなかったのですが，平成31年3月20日に「一般社団法人 日本損害保険協会」のガイドラインとともに改訂されましたので今後の動向を見守りたいところです。

生命保険協会が認定している「診断書の機械印字化ソフト」[5]

認定ソフト名	認定システムベンダー	認 定 日	更 新 日
MEDI-Papyrus	ニッセイ情報テクノロジー株式会社	平成19年11月1日	平成30年11月1日
PrimeReport	株式会社 SBS情報システム	平成21年1月7日	平成31年1月7日
Medi-Support Plus	インフォコム株式会社	平成21年1月30日	平成31年1月30日
Yahgee MC	富士フイルムメディカル ITソリューションズ株式会社	平成21年4月1日	平成30年4月1日
Docu Maker	株式会社ファインデックス	平成21年9月7日	平成30年9月7日

Question 19

 生命保険会社の「入院・手術証明書（診断書）」において，「傷病名」はどこまで書くのですか？「合併症」や「既往歴」，「前医・紹介医」などに関しても，どの程度記載すべきなのか教えてください

Answer

　生命保険会社ごとに，「証明書（診断書）をご記入いただくにあたってのお願い」とか「ご記入にあたってのご説明」といった文書が用意されているかと思われます。生命保険会社が多すぎて，毎回，説明書（説明文）を確認する余裕はないのかもしれませんが，よく出会う生命保険会社の診断書（説明書）については熟読しておくことをお勧めします。

　「傷病名」に関しては，「入院・手術の契機となった傷病名や確定診断がなされた病名等を記入してください」という注意事項が多くの説明文書に記載されています。逆に言うと，入院・手術の契機とならなかった傷病名は記載しなくてもよいという解釈につながります。「合併症」についても「入院中に治療した合併症があれば傷病名を記載すること」といった記述がなされていますので，入院前から有していた合併症＝「既往症」はこの欄に記載しなくてもよいことになります。その一方で，生命保険会社の診断書等の記載において，医師事務作業補助者の多くが悩んでいる問題は既往歴の記載内容かと思われます。

　医師事務作業補助者が医療文書の記載支援（代行記載）を行う際に必ず守らなくてはいけないことは，「診療録に記載されていないことを推察して書かないこと」と「判断に迷う場合には担当医に相談すること」の2点です。通常，入院の契機となった傷病名や既往歴等は入院時記録の冒頭（あるいは前半部分）に記されているかと思われますが，入院中に発症した「合併症」などは診療経過中の記録にしか記載されていないと考えます。実際，患者さんが退院した後に，正確かつ詳細な診療経過記録が「退院時要約」としてすみやかに記載されていれば，入院中に変更となった傷病名や途中で発症した合併症などが確実に確認できるはずです。しかし，そのような模範的な退院時要約に出会う機会は案外少なく，簡単な診療経過と手術術式だけが記載されている診療録も珍しくありません。そもそも，退院時要約自体を，「診療録管理体制加算1」の算定に向けて医師事務作業補助者が記載している医療機関も少なくないはずです。結果的に，医師事務作業補助者が情報収集する際の拠り所として看護記録等が重視され，そこで思わぬ情報を得るといったことも少なくないと思われます。

③医師事務作業補助者の実務 〜文書作成業務での疑問〜

　いずれにせよ，生命保険会社の診断書等の作成支援においては，「既往歴」の記載に関してとくに注意や配慮が必要です。医師の記録に既往歴が明確に記載されていればそれを単に代行記載すればよいのですが，医師の記録には記載がなく看護記録のみに記載がある場合や，内服薬等からみて明らかに（糖尿病や高血圧などの）病気を持っているであろうと考えられる場合には，医師事務作業補助者自らが判断あるいは推察するといったことは行わず担当医への確認を必ず求めることが大切です。実際，既往歴に関しては，患者さんが生命保険会社との契約時に十分な情報提供をしていないと紛争の種になることもありえます。最近の生命保険会社の契約では，慢性疾患を事前に有していても問題ないとするサービスも多くあるようですが，医師事務作業補助者が中途半端な判断をして，患者さんからのクレームや個別に要望を聞くようなことがあってはいけません。医師事務作業補助者は，あくまで「黒子」であるべきです。また，「前医」や「紹介医」に関しても，現病歴や既往歴等に絡んだ記録や記述がある前提のもと記載欄への記入がなされるべきと考えます。当然，前医や紹介医の名前が書

入院・手術証明書（診断書）

1 氏　　　名			カルテ番号（　　　　　　）		☐男性 ☐女性	生年 月日	☐明治 ☐昭和	☐大正 ☐平成	年	月	日
2 傷　　病　　名									傷病発生年月日		
ア 入院の原因 となった傷病名	傷病が複数ある場合は、傷病ごとに番号を付け、どの傷病に対する入院・手術かをご記入ください。					☐昭和 ☐平成 年　　　月　　　日				☐医師推定 ☐患者申告	
イ アの原因	傷病が複数ある場合は、上記傷病の番号を付けてご記入ください。 **明らかでなければ「不詳」**					☐昭和 ☐平成 年　　　月　　　日				☐医師推定 ☐患者申告	
3 既往歴 ☐有➡ ☐無	傷病名			医療機関名		治療 期間	年　　月頃〜　　年　　月頃				
4 前　医 紹介医 ☐有➡ ☐無	治療 期間	年　月　日〜	**要注意** 年　月　日	医療機関名		医師 氏名					
5 貴院へ受診する 以前の症状	貴院へ受診する以前の患者さまの症状をご記入ください。					症状出現 時期	左記の症状が出現した時期をご記入ください。 年　　　月　　　日頃				
6 診療期間	初診 ☐昭和 ☐平成	年　　月　　日〜		年　　月　　日		☐現在加療中　　☐終診					
7 入院期間 ☐入院無	第1回 入院	上記傷病 の番号 平成	**正確に！** 年　　月　　日〜	平成 年　　月　　日 ☐現在入院中　☐退院➡		☐治癒退院　　☐通院・療養とも不要 ☐要通院・転医通院　☐要療養 ☐転入院・転科入院　☐死亡退院					
※今回の傷病を原因として入院した期間をご記入ください（入退院日が同一の場合（日帰り入院）もご記入ください）。なお、治療を要しない入院は含みません。	第2回 入院	上記傷病 の番号 平成	年　　月　　日〜	平成 年　　月　　日 ☐現在入院中　☐退院➡		☐治癒退院　　☐通院・療養とも不要 ☐要通院・転医通院　☐要療養 ☐転入院・転科入院　☐死亡退院					
	第3回 以降	3回目以降の入院があれば、［上記傷病の番号］、［入院期間］、［現在入院中・退院時の状況］をご記入ください。									
分娩による入院 の場合	上記入院期間中に健康保険が適用されない期間	平成 年　　月　　日〜		平成 年　　月　　日		分娩日	平成 年　　月　　日				
入院中に治療を 行った合併症 （入院加療の必要あり）	傷病名			傷病発生 年月日	平成 年　月　日	入院 期間	平成 年　月　日〜	平成 年　月　日			

「入院・手術証明書（診断書）」書式の一例[6]

Question 19

K コードと J コードの理解　　**術式の理解**

		上記傷病の番号	手術名		診療報酬点数区分 医科 歯科 □K □J □D	手術日 平成	年 月 日
8 今回の傷病に関して実施した手術等 ※今回の傷病に関して実施した手術・生検をすべてご記入ください。	第1回手術		分娩による手術の場合　□健康保険非適用				
		手術種類	□(1)開頭術(穿頭術は含まない)　□(2)開胸術　□(3)開腹術　□(4)経尿道的　□(5)経膣的　□(6)内視鏡(胸・腹腔鏡,関節鏡,喉頭鏡を含む)　□(7)カテーテル(血管カテーテルを含む)　□(8)前記以外(□ア穿頭術　□イ経皮的　□ウその他( ))				
		手術目的	□治療　□針生検　□その他生検　□化学療法　□手指・足指の場合, MP関節を含めて中枢側におよぶ手術				
		手術内容	筋骨(骨・関節・筋・腱・靭帯)手術の場合　□観血　□非観血　自家骨移植術の場合(採骨部位) 悪性組織を　□摘出した　□摘出しない　□植皮(皮弁)術の場合25cm²以上におよぶ手術				
	第2回手術	上記傷病の番号	手術名		診療報酬点数区分 医科 歯科 □K □J □D	手術日 平成	年 月 日
			分娩による手術の場合　□健康保険非適用				
		手術種類	□(1)開頭術(穿頭術は含まない)　□(2)開胸術　□(3)開腹術　□(4)経尿道的　□(5)経膣的　□(6)内視鏡(胸・腹腔鏡,関節鏡,喉頭鏡を含む)　□(7)カテーテル(血管カテーテルを含む)　□(8)前記以外(□ア穿頭術　□イ経皮的　□ウその他( ))				
		手術目的	□治療　□針生検　□その他生検　□化学療法　□手指・足指の場合, MP関節を含めて中枢側におよぶ手術				
		手術内容	筋骨(骨・関節・筋・腱・靭帯)手術の場合　□観血　□非観血　自家骨移植術の場合(採骨部位) 悪性組織を　□摘出した　□摘出しない　□植皮(皮弁)術の場合25cm²以上におよぶ手術				
	第3回以降	3回目以降の入院があれば、[上記傷病の番号]、[手術名]、[診療報酬点数区分]、[手術日]、[手術種類]、[手術内容]をご記入ください。					

総グレイ数が大事

9 放射線照射 (温熱療法を含む)	放射線(温熱療法)の名称	技術名 □M □L	部位	期間 平成 年 月 日 ～ 平成 年 月 日	総線量 グレイ
10 悪性新生物の場合 (上皮内癌及びCINⅢを含む)	病理組織診断名	**腺癌・扁平上皮癌など**	(p)TNM分類　T( ) N( ) M( ) 病理組織診断確定日　平成　年　月　日		
11 告知病名	本人に病名を [□上欄「2傷病名」と同じ・□病名( )]と告げた。				
12 請求意思能力	現在、本人には保険金等を請求する意思能力がありますか。　□有　□無				

上記のとおり証明する。

組織がない場合, 画像上の診断確定日を記載することもある　　**TNM分類の理解**

平成　年　月　日

病院又は診療所名
[介護老人保健施設は該当しません。]

郵便番号
所在地
名称(科名)
医師氏名
電話番号

医師による記名押印または署名　印

「入院・手術証明書(診断書)」書式の一例[6](続き)
一般的な「入院・手術証明書(診断書)」にて留意すべき項目欄を示す。

かれていれば，必要に応じて生命保険会社が問い合わせ等を行うことはありえます。不確実な既往歴等の記載がもとで，前医や紹介医に迷惑がかかることがないように配慮すべきです。

　そのほか，悪性腫瘍の場合には，「告知」の状況記載に関して慎重な対応が望まれます。最近は，「がん」であることを診断時からはっきり説明していることが多いかと思われますが，小児や高齢者，あるいは末期と考えられるがん患者さんに対しては，診断書作成の段階でもある程度の注意や配慮等は必要です。本来，医師事務作業補助者による代行記載文書に関しては担当医による内容確認が確実に行われるべきなのですが，医師事務作業補助者が経験を積み重ねるに従い文書内容の確認は形骸化しやすく，ほとんどチェックされないまま患者さんに手渡されることも起こります。「そん

③医師事務作業補助者の実務 〜文書作成業務での疑問〜

な記載がなされていたとは気づかなかった」と担当医から言われても，医師事務作業補助者にはなんの慰めにもなりません。

　医師事務作業補助者は，一定の経験年数を経たとしても基本的には何も資格を有していない事務職員に過ぎませんので，診療録に記載された事実を正確に代行記載することに努め，問題となりやすい項目については医師の確認を確実に得るといった姿勢が大切です。

Question 20

Q20 生命保険会社の「入院・手術証明書（診断書）」において，診療経過等の記載欄には何を書けばよいのですか？

Answer

　一昔前の「入院・手術証明書（診断書）」には診療経過等の記載スペースが一定程度ありましたが，最近の書式では別の項目欄で（生命保険会社にとって）必要かつ客観的な情報が収集されていますので，医師事務作業補助者には高い作文能力が求められていないとも考えられます。実際，診療経過等の記載欄が比較的多く確保されている証明書（診断書）でも2～3行の文章しか書けないものと思われますので，どんな症状で発病し，どこの医療機関を経由していつ入院したのか，入院中に実施された治療内容等の概要とともに，退院日はいつで転帰はどうか，現在どうしているのかといったことを時系列で記載すればよいかと考えます。

　最も重要なことは，受診日や入院日，手術日，退院日などを正確に記載することです。同じ内容項目が他の記載欄でも求められている場合，その整合性が合っていることは当然ですが，外来通院日をチェックさせるような書式であれば，診療録等で受診日の日付を確実に確認したうえでの記載（チェック）が求められます。患者さんにしてみると，証明書（診断書）に記載される一つひとつの内容が給付金額に反映されるわけですから，誤記や記載漏れなどが起こらないように慎重な対応が望まれます。

　一般に，担当医は，代行記載された文章内容の正確性については確認してくれますが，通院日のチェック漏れなどに関しては気づかない（気にしない）ことが多いことも知っておいてください。

文章作成の基本（5W1H）

いつ	When
どこで	Where
誰が	Who
何を	What
なぜ	Why
どのように	How

5W1Hは文章作成の基本である。

③医師事務作業補助者の実務 〜文書作成業務での疑問〜

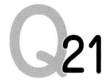 生命保険会社の「入院・手術証明書（診断書）」において，悪性腫瘍の場合に記載面で注意すべきことはなんですか？

Answer

　「入院・手術証明書（診断書）」では，通常，「悪性腫瘍の場合」といった項目欄が別途用意されているはずです。その理由は，悪性腫瘍であることで（各種特約が付くことなども含め），給付金額が大きく変わることがあるのだと考えます。また，同じ悪性腫瘍であっても，その進展度（進行度）によって給付額が変わることなどから，「上皮内がん」なのか「浸潤がん」なのかといったことが生命保険会社には重要な関心事なのだと思われます。

　とはいえ，悪性腫瘍の「病名」一つをとっても，医師事務作業補助者には理解や判断等が難しい場合がよくあります。たとえば，「がん」と「肉腫」の違いに始まり，「腺腫内がん」や「上皮内がん」，「非浸潤がん」，「浸潤がん」といった名称の違いなどは，病理学的な知識を少し蓄えておかないと，その意味するところがまったくわからないまま転記に終始することとなります。また，「髄膜腫」などの脳腫瘍では，病理学的には良性であっても，腫瘍が大きくなると脳ヘルニアをきたして生命にかかわることが起こりえます。実際，基幹病院等で入力が義務づけられている「がん登録」では，脳腫瘍は良悪性に関係なく「がん」として登録されています。その一方で，生命保険会社等の「がん保険」では，良性の脳腫瘍が給付対象となるのか否かは微妙な気がします（給付されない可能性が多分にあります）。さらに，消化管間質腫瘍（Gastrointestinal Stromal Tumor：GIST）には悪性度が低いものから高いものまで存在し，どの段階から「がん保険」の給付対象となるのか，おそらく生命保険会社自体の判断も不明瞭ではないかと考えます。

　悪性腫瘍の診断（判断）がどのような検査でなされたのか，証明書や診断書等にその根拠を記載することがつねに求められます。具体的には，CTやMRI，PETなどによる画像診断のみなのか，手術や生検材料等による病理組織診断がなされたのかといった記載はとても重要です。実際，悪性腫瘍の診断には病理組織学的な所見が重視されますが，臨床の現場では，治療前に腫瘍組織が採取できない状況もときにあり，臨床的な病状経過や画像変化などで悪性腫瘍と診断し治療を行うことも少なくありません。生命保険会社には，そういった面でも，病理組織診断の詳細な報告結果等に固執しない対応も期待したいところです。

41

Question 21

ICD-10分類における新生物（腫瘍）の位置づけ

C00-C96	悪性新生物（1,710種類）
C97-C97	独立した（原発性）多部位の悪性新生物（1種類）
D00-D09	上皮内新生物（123種類）
D10-D36	良性新生物（1,021種類）
D37-D48	性状不詳または不明の新生物（447種類）

＊生命保険会社では，通常，がんは「悪性新生物」を指している。
具体的には，ICD-10における「C00-C96」が対象となる
が，問題となるのは，上皮内がん，子宮頸部の高度異形成，
乳腺の非浸潤がん（乳腺の非浸潤性乳管がん・非浸潤性小葉
がん），大腸の粘膜内がん，皮膚のボーエン病などであり，
「D00-D09」がそれらに相当する。
上皮内新生物に対する取り扱いは保険会社により対応が異な
る。

　悪性腫瘍の場合，診断書等の記載欄に悪性腫瘍の診断がついた日付や「告知の有無」，「告知の日」などの記載がよく求められます。悪性腫瘍の診断日に関しては明確な定義が不明なこともよくありますが，画像診断の場合であれば，撮影日なのか放射線科医による診断日なのか，担当医による報告書確認日なのかははっきりさせてほしいところです。あわせて，病理組織診断においても同様な状況が考えられますので，生命保険会社の団体としての共通定義の確立が望まれます。そのほか，告知の有無にもよりますが，「末期がん」という用語を診断書等にそのまま記載してもよいのか迷うことが少なくありません。給付金額等の判断基準の中で告知の有無や「末期」という用語が支払額等にどの程度影響するのかわかりませんが，生命保険会社だけでなく，この種の診断書等に関係する方々の個人情報保護への配慮を切に望みたいところです。

③医師事務作業補助者の実務 ～文書作成業務での疑問～

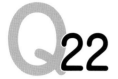

Q22 生命保険会社の「入院・手術証明書（診断書）」において，悪性腫瘍の場合にTNM分類やStage（ステージ）の表記がよく求められますが，それらの意味を教えてください

Answer

　悪性腫瘍は良性腫瘍と異なり，診断および治療が遅れると周辺組織への浸潤が進み，遠隔転移等をきたすことで致命的な経過をたどることが少なくありません。最終的に闘病生活が長くなり医療費等の負担も増大することになりますので，生命保険会社にとっても悪性腫瘍の進行度（進展度）は大きな関心事になるものと考えます。

　一般に腫瘍の進行度に関しては，「早期がん」，「進行がん」，「末期がん」といった表現がよく用いられますが，それをある程度客観化（数値化）したものがStage（ステージ）だと考えればよいかと思います。現在，日本の臨床現場では，がんのステージ分類として「○○癌取扱い規約」と「UICCのTNM分類」が主に使用されています。基本的な概念は両者の間で大きな差はないのですが，細かな定義等に若干の違いがありますので，実際に利用する際にはがんの種類に応じて各テキストを参照する必要性が出てきます。なお，「○○癌取扱い規約」は本邦の専門領域学会で作成されたものですが，臓器の種類によって細かな定義が異なることや比較的短期間で改訂がなされること，そして「一般用」の解説書が付いていることなどで日本人向けの取扱書となっています。一方，UICC（Union for International Cancer Control）のTNM分類は癌の進行度を示す国際的な分類としてよく知られており，生命保険会社の「入院・手術証明書（診断書）」にて記載が求められるTNM分類も，通常はUICCのものが採用されています。

　先に述べたように，「○○癌取扱い規約」と「UICCのTNM分類」に基本的な考え方（概念）で大きな違いはありません。実際，両者ともに，局所における進展度（T：Tumor）は腫瘍の「大きさ」または「深さ」で段階的に表現され，リンパ節転移の程度（N：Node）は転移リンパ節の個数などで段階的に表記されます。そして，他臓器への転移（M：Metastasis）の有無で最終的なステージが決定される仕組みになっています。医師事務作業補助者として，それらの細かな定義を正確に覚える必要はありませんが，Tに関して言えば，胃や大腸など消化管のがんでは「腫瘍の深さ（粘膜層・粘膜下層・固有筋層・漿膜下層・漿膜）」が評価基準とされ，その他の臓器のがんでは「腫瘍の大きさ」で評価されるということを知っていればよいかと思います。

43

Question 22

　以下に，大腸がんを例にしたTNM分類（表）を示しておきますが，TisからT4bまでが局所における腫瘍の進展度（深さ）を，N0（リンパ節転移なし），N1（1〜3個の所属リンパ節転移あり），N2（4個以上の所属リンパ節転移あり）がリンパ節転移の程度を，M0（遠隔転移なし）とM1（遠隔転移あり）が遠隔転移の有無を表記していることが理解できれば十分です（以下の表ではNとMがさらに細分類され，M0は表記されていません）。総合的なステージはT・N・Mの組み合わせで決まりますが，そのステージは手術前の画像診断レベルでも評価されるほか，手術中の所見を加味した評価，病理組織診断による最終評価まで段階的な判断が実際にはなされます。なお，生命保険会社の「入院・手術証明書（診断書）」で記載が求められるTNM分類は，通常，病理組織診断を根拠にしていますので「（p）TNM」といった表記がなされているはずです。ここにある「p」はpathological（病理学的）を意味していますが，実際の臨床現場では，（c）TNM（臨床的・画像診断的［clinical］TNM）や（s）TNM（手術所見からの［surgical］TNM）といった概念があることは知っておくとよいです。

　いずれにせよ，医師事務作業補助者は，自身が関係する診療科で取り扱う「がん」の病理診断報告書を少しでもよいので理解できるように努力していきましょう。正直，病理医の先生から直接指導を受ける機会はほとんどないかと思われますが，病理所見がある程度理解できれば，診断書等の作成スキルは一気にアップするものと考えます。

「大腸がん」を例にしたTNMによるステージ

UICC　TNM8 （結腸・直腸）	N0	N1a	N1b	N1c	N2a	N2b
Tis	0					
T1	I	ⅢA	ⅢA	ⅢA	ⅢA	ⅢB
T2	I	ⅢA	ⅢA	ⅢA	ⅢB	ⅢB
T3	ⅡA	ⅢB	ⅢB	ⅢB	ⅢB	ⅢC
T4	Ⅱ					
T4a	ⅡB	ⅢB	ⅢB	ⅢB	ⅢC	ⅢC
T4b	ⅡC	ⅢC	ⅢC	ⅢC	ⅢC	ⅢC
M1	Ⅳ	Ⅳ	Ⅳ	Ⅳ	Ⅳ	Ⅳ
M1a	ⅣA	ⅣA	ⅣA	ⅣA	ⅣA	ⅣA
M1b	ⅣB	ⅣB	ⅣB	ⅣB	ⅣB	ⅣB
M1c	ⅣC	ⅣC	ⅣC	ⅣC	ⅣC	ⅣC

　T分類，N分類，M分類の組み合わせで決定する。
　最新版［UICC第8版］では，以前のものに比べステージ分類が複雑になっている。
　（国立がん研究センターがん対策情報センター：https://ganjoho.jp/data/reg_stat/cancer_
　reg/hospital/info/colon201905.pdf より）

③医師事務作業補助者の実務 〜文書作成業務での疑問〜

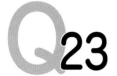

Q23 生命保険会社の「入院・手術証明書（診断書）」において，手術・処置欄には何をどこまで記載すればよいのですか？

Answer

　「手術・処置欄」には入院中に実施された手術・処置名とレセプト上に表記された専用コードを記載すればよいのですが，実際には入院中に数多くの手術や処置等が行われている事例もあり，医師事務作業補助者の立場として何をどこまで記載すればよいのか不明なことが少なくありません。また，入院中に実施された手術・処置等はすべてレセプト上に反映されると思われがちですが，実は，レセプトに表記されたものが入院中に実施された手術・処置等のすべてではありません。本来であれば，証明書や診断書等に記載される手術・処置等の内容は診療録に記載されているもの（臨床現場で実際に行われた手術・処置等）であるべきですが，医師事務作業補助者がそのすべてを拾い上げることは困難であり，病院の医事課系職員（診療報酬請求係）も診療報酬請求できる項目しかレセプトには反映させていません。結果的に，生命保険会社としては，レセプト請求がなされ専用コードの付いた手術・処置等の検証しかできない状況にあるということをまずは押さえておくべきです。したがって，医師事務作業補助者が手術コード（Kコード）や処置コード（Jコード）の理解を深めることは案外重要であり，当該レセプトに表記されている手術・処置等ならびに各コードに関しては，可能な限り証明書（診断書）への反映に努めるべきかと考えます。たとえば，心臓外科領域での「冠動脈，大動脈バイパス移植術（K552）」と「人工心肺（K601）」のレセプトコード表記（併記）に関して，医師の手術記録（診療録）には「人工心肺」が手術術式として別途記載されていなくても，医師事務作業補助者としては証明書（診断書）に同術式（同コード）を記入しておくことが無難なように感じます。

　その一方で，比較的軽度（軽微）な手術術式（Kコード）や処置名（Jコード）などに関して，証明書や診断書等にどこまで反映させればよいのか迷うことも多いかと思われます。実際，手術日とは別の日に（病棟などで）創部の縫合を行いレセプト請求している場合，「創傷処理（K000）」を診断書等に記載すべきか否か，あわせて「手術後の創部離開」といった傷病名を追記してよいのかなどは判断に迷うことがありそうです。「創傷処理（K000）」は創部の大きさ（長さ）と深さによりレセプトの点数が異なりますが，一般的な手術に比べると保険請求点数は比較的低く設定されています。内科系の入院であれば，診療録の中から妥当な傷病名根拠を抽出し担当医の了解も得

て診断書等に反映すればよいかと考えますが，Ｋコードは毎回すべて拾い上げないといけないのか，Ｊコードの扱いはどうすればよいのか迷うことも少なくないはずです。そもそも，経皮的胆管ドレナージ術（K682-2）と持続的胸腔ドレナージ（J019）の違いや，中心静脈注射用カテーテル挿入（G005-2）と中心静脈注射用植込型カテーテル設置（K618）の違いなどは，医師事務作業補助者にとって十分な理解や判断が困難かもしれません。したがって，「入院・手術証明書（診断書）」の説明書等に付記されている「抽出すべきＫコード・Ｊコード」の記載漏れが起こらないようにまずは努めてください。

そのほか，近年は腹腔鏡下手術や胸腔鏡下手術があたりまえのように行われ，通常の開腹手術や開胸手術に比べると高い診療報酬点数が設定されています。そのような状況下，病院としてより高い点数の手術術式を選択したいという気持ちはわかりますが，10分間の腹腔鏡下操作ののち開腹手術に移行し全体で2時間以上かかった手術を「腹腔鏡下手術」でレセプト請求している状況などを垣間見ると，現状の保険請求システムの限界も感じます。生命保険会社はレセプト上のＫコードをもとに手術術式を検証しますので，医師事務作業補助者としてそのような事例では「腹腔鏡下手術」をとりあえず選択するしかありません。しかし，後日のレセプト審査で手術術式が通常の「開腹手術」へと査定された場合，保険金の支払い請求において何か影響が出るのか，診断書内容の虚偽記載等に問われることはないのかといった難しい状況も考えられます。正直，そのレベルになると，もはや医師事務作業補助者が対応できる問題ではないと思われます。

（補足）

参考までに，医科入院用の診療報酬明細書（レセプト）の雛形を提示します。ちなみに

診療報酬明細書における診療識別コード番号

診療識別	コード番号
初　　診	11
医学管理	13
在　　宅	14
内　　服	21
屯　　服	22
外　　用	23
調　　剤	24
麻　　毒	26
調　　基	27
投薬その他	28
皮下筋肉内	31
静　脈　内	32
注射その他	33
薬剤料減点	39
処　　置	40
手　　術	50
麻　　酔	54
検査・病理	60
画像診断	70
そ　の　他	80
入院基本料	90
特定入院料・その他	92
診断群分類	93
食事療養・標準負担額	97

医師事務作業補助者もレセプト請求の仕組みに関心を持つ必要がある。

③医師事務作業補助者の実務 〜文書作成業務での疑問〜

左欄に記載のある㉚注射，㊵処置，㊿手術麻酔の欄で保険請求を行う診療行為等は，各々「G（注射）」，「J（処置）」，「K（手術）またはL（麻酔）」のアルファベットコードで表記されます。ただし，歯科（口腔外科）のレセプトでは手術がJコードで表記されるルールになっており，同じ手術内容でも「医科」ではKコード，「歯科」ではJコードで記載されるという妙な現象が生じることも知っておくとよいです（例：耳下腺悪性腫瘍摘出術〈医科ではK458，歯科ではJ060〉）。

⑪	初　　　診	時間外・休日・深夜　　　回　　　点	公費分点数	
⑬	医学管理			
⑭	在　　　宅			
⑳投薬	㉑ 内　　　服	単位		
	㉒ 屯　　　服	単位		
	㉓ 外　　　用	単位		
	㉔ 調　　　剤	日		
	㉖ 麻　　　毒	日		
	㉗ 調　　　基			
㉚注射	㉛ 皮下筋肉内	回		
	㉜ 静　脈　内	回		
	㉝ そ　の　他	回		
㊵処置		回		
	薬　　　剤			
㊿手麻術酔		回		
	薬　　　剤			
⑥検病査理		回		
	薬　　　剤			
⑦画診像断		回		
	薬　　　剤			
⑧その他				
	薬　　　剤			

	入院年月日	年　　　月　　　日		
⑨⓪入院	病　　診	⑨⓪入院基本料・加算　　　　　　点		
		×　　　　日間		
		×　　　　日間		
		×　　　　日間		
		×　　　　日間		
		×　　　　日間		
	⑨②特定入院料・その他		※高額療養費　　　　　　円	
			⑨⑦食事・生活	基準　　円×　　回
				特別　　円×　　回
				食堂　　円×　　日
				環境　　円×　　日

診療報酬明細書（医科入院）の一部拡大
「診療報酬明細書」の書式構造は理解しておくべきである。

47

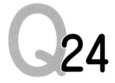

「医療要否意見書」を記載する際の注意事項はなんですか？

Answer

　医療要否意見書は，生活保護を受けている受診者の状況報告を受給している福祉事務所が指定医療機関に対して求めてくる文書です。実際，生活保護法第50条第1項の規定に基づく「指定医療機関医療担当規程（第7条）」には，「指定医療機関は，その診療中の患者及び保護の実施機関から法による保護につき，必要な証明書又は意見書等の交付を求められたときは，無償でこれを交付しなければならない」と記されています。なお，本文書は医療機関から市町村長宛に送付されるものであり，各市町村で定型書式は若干異なるものの記載項目内容はおおむね標準化されています。

　医療要否意見書の作成にあたっては，「初診年月日」欄に（費用負担関係の如何にかかわらず）その傷病に関する初診年月日を正確に記載することが大切です。また，「新規」でなく「継続」の場合であって，転帰が「治ゆ」・「死亡」・「中止」に相当する際は当該項目へのチェックが必要となります。「主要症状及び今後の診療見込」欄には具体的事項の記載が求められます。「継続」の場合で臨床症状等に大きな変化がなければ医師事務作業補助者でも代行記載は十分可能だと思われますが，「新規」については担当医による記載が無難かもしれません。実際，福祉事務所の嘱託医が対象患者さんの医療の要否を判断する際に，最も重視しているのがこの記載欄の内容であることは知っておくとよいです。具体的には，診療経過や受診状況，服薬状況，検査データ，今後の治療計画等の記載が求められます。「診療見込期間」に関して，「入院」の際は1回の入院ごとに，「入院外」の場合には6カ月間を上限とする診療見込期間の記載が必要です。「概算医療費」については，「今回診療日以降1カ月間」と「第2カ月目以降6カ月目まで」に分けた記載が求められます。

　医療要否意見書は「生活保護法指定医療機関」に勤める医師事務作業補助者にとって，代行記載が依頼される可能性のある医療文書ですので概要については理解しておくことが大切です。

③医師事務作業補助者の実務　～文書作成業務での疑問～

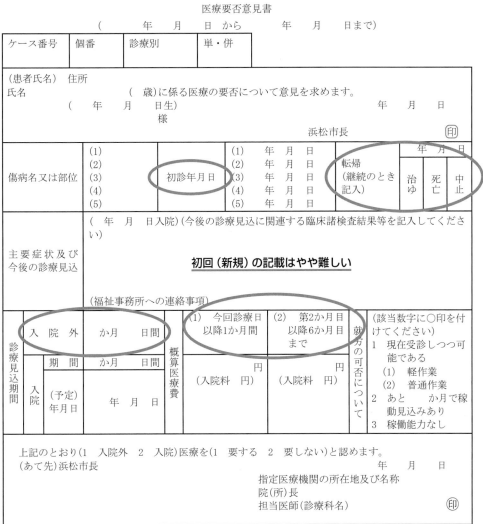

「医療要否意見書」の定型書式（浜松市）[7]

　「生活保護法指定医療機関」に勤める医師事務作業補助者には代行記載が依頼される可能性がある。

Q25 「健康保険傷病手当金支給申請書」を記載する際に注意すべきことはなんですか？

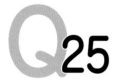

　健康保険傷病手当金支給制度とは，健康保険加入者が病気やけがのために会社を休み事業主から十分な報酬が受けられない際，被保険者とその家族の生活を保障するために設けられた制度です。4日以上の傷病休業を対象とし，最大1年6カ月の間，1日標準報酬額の2/3を支給してくれます。被保険者の家族にとっては「給与」の代わりともなる金券文書ですので，正確な記載内容のもと少しでも早く手渡してあげることが大切です。

　この申請書には申請者（被保険者）が記載する欄と事業者（会社等）の記載欄があり，それらが確実に記されている状況のもと医療機関に記載依頼がなされます。医療機関が記載する欄には「労務不能と認めた期間」という項目がありますが，申請者が記載する「療養のため休んだ期間」と一致していることが原則です。また，診療日に○を付けることが求められますが，検査だけに受診した場合なども含め，漏れがないように注意しなければなりません。なお，本申請書の記載日は「証明期間（労務不能と認めた期間）」より後でなければなりません。

　そのほか，本申請書を長期的に記載するにあたって，病名の継続をどうするのか，治癒判断はどう考えるのかといったことがよく問われます。本来，この申請書において療養担当者（医師）が主に記載すべきことは，傷病名，初診日，労務不能と認めた期間，そして，その根拠となる医学的な所見です。当然，入院期間は「労務不能期間」に含まれるでしょうが，「治癒（見込）期間」をとくに記載する必要がない点がポイントかと思われます。すなわち，申請者からの労務不能判断の訴えに対して，医学的に一定程度の妥当性があるか問われている申請書だと考えればよいです。実際，当初の傷病名のみで，申請者が1年6カ月の間，本申請書の記載を継続的に求めるか否かも不明です。本人も働けると判断すれば申請書は不要になるでしょうし，給与についても全額支給される方を選ぶのではないでしょうか。ただし，本制度には「有給休暇制度」と重なる場合の取り扱いや「退職後の支払い継続」といった申請者と事業者間の問題もありますので，医療機関側はある程度受動的な応対でよいのではないかと考えます。

③医師事務作業補助者の実務 ～文書作成業務での疑問～

「健康保険傷病手当金支給申請書」書式の一例[8]
「労務不能の期間」という概念が重要になる医療文書である。

Question 26

Q26 「労働者災害補償保険制度」にかかわる医療文書を記載する際の注意事項はなんですか？

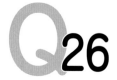nswer

　労働者災害補償保険（労災保険）制度は，業務上の事由または通勤による労働者の負傷，疾病，障害，死亡等に対して迅速かつ公正な保護を行うことを目的にした保険制度であり，労働者の社会復帰の促進や当該労働者とその遺族の援護などを通じて労働者の福祉の増進を図るための制度として位置づけられています。実際，労災保険は原則として労働者を一人でも雇用する事業者には強制加入が求められ，その保険料は，本来の趣意から事業主が全額負担する仕組みになっています。保険給付の対象は主に「業務災害」に関するものと「通勤災害」にあたるものに分けられており，具体的には，労働者への療養給付，休業給付，傷病（補償）年金，障害給付，遺族年金，葬祭料，介護給付で構成されています。

　労働者の立場で言えば，病気やケガなどが「療養給付」の対象となりますが，「療養補償給付たる療養の給付請求書（様式第5号）」を事業主に提出することで，指定病院での診療を無料で受けることができます。一方，指定病院側では，自施設で実施された診療内容の費用請求を「療養補償給付たる療養の費用請求書」（図）を用いて行いますが，この請求書において医師が記載する項目欄は簡便なものになっていますので，医師事務作業補助者による代行記載も比較的容易なように感じます。なお，上述した各書式は「業務災害用（様式第7号）」と「通勤災害用（様式第16号の5）」に分けられており，なおかつ，指定病院，薬局，柔道整復，はり・きゅう，訪問看護向けの書式が別々にありますので注意が必要です。

　休業給付では，傷病の治療のため4日以上会社を休み賃金が支給されない労働者に対して休業4日目から給付基礎日額の60％が支給されますが，その際，「休業補償給付支給請求書（様式第8号）」に事業主と医師の証明が必要となります。同請求書にも「診療担当者の証明」欄がありますが，先の費用請求書と同様に比較的簡便な形式になっていますので，医師事務作業補助者による対応も十分可能かと考えます。そのほか，病気やケガが1年6カ月経っても治らないときには「傷病（補償）年金」の対象となりますが，労働者には，先の文書とは別に「傷病の状態等に関する届（様式第16号の2）」の提出が必要となります。ただし，傷病（補償）年金の給付にあたっては，当該傷病が治っていないこと，障害の程度が傷病等級（1級から3級）に該当しているこ

となどが要件として求められ，このあと述べる「障害給付」とともに医師による専門的な診断や判断が必要となります。

　労災保険において障害給付等にかかわる医師の意見書は，具体的な給付額を決定するために「障害の程度」について所見を述べるための文書です。当然，本意見書の内容で障害等級や年金・一時金の支給決定がなされますので，非常に責任が重たい意見書（医療文書）として位置づけられ，医師事務作業補助者が代行記載するにはややハードルが高いように感じます。なお，本意見書を記載する際に注意すべきこととして，「上記傷病が治ゆとなった日」の「治癒」の定義（判断）には，必ずしも元の身体状態に回復した場合だけでなく，傷病の症状が安定化し医学上一般に認められる医療を行ってもその医療効果が期待できなくなった場合も含まれることは知っておくべきです。ただし，ある意味「症状固定日」ともなりますので，担当医にはより正確な診断・判断が求められます。そのほか，「高次脳機能障害」欄には，意思疎通能力，問題解決能力，作業負荷に対する持続力・持久力，社会的行動能力に関する評価所見の記載が求められ，その内容は「労災保険における高次脳機能障害等級」にも反映されます。

　労災保険制度の仕組みはとても複雑で必要とされる医療文書の種類も非常に多く難解ですが，医師事務作業補助者が代行記載可能な文書も一定程度ありますので，実際の運用の流れを含め記載項目の理解に努めることが大切です。

様式第7号(1)(表面)　労働者災害補償保険

業務災害用　　　第　　回

療養補償給付たる療養の費用請求書（同一傷病分）

標 準 字 体	0 1 2 3 4 5 6 7 8 9 ゜ ゛ －
	ア イ ウ エ オ カ キ ク ケ コ サ シ ス セ ソ タ チ ツ テ ト ナ ニ ヌ
	ネ ノ ハ ヒ フ ヘ ホ マ ミ ム メ モ ヤ ユ ヨ ラ リ ル レ ロ ワ ン

帳票種別	①管轄局署	②業通別	受付年月日	⑩三者コード	⑪委任未支給	⑫特別加入者	⑬審査コード
※ 3 4 2 6 0		1業 3通	元号 年 月 日		1自 3男 5他	1委任 3末支給 5末委	

③労働保険番号：府県 所掌 管轄 基幹番号 枝番号　④年金証書の番号：管轄局 種別 西暦年 番号

⑤労働者の性別（1男 3女）　1明治 3大正 5昭和 7平成

⑥労働者の生年月日：元号 年 月 日（1〜9年は右へ・1〜9月は右へ・1〜9日は右へ）

⑦負傷又は発病年月日：元号 年 月 日（1〜9年は右へ・1〜9月は右へ・1〜9日は右へ）

⑭金融機関コード：金融機関 店舗

⑨労働者の氏名
シメイ(カタカナ)：姓と名の間は1文字あけて記入してください。濁点・半濁点は1文字として記入してください。

（　　歳）職種

⑮郵便局コード

⑳郵便番号

住所

新規・変更

⑯預金の種類　1普通 3当座

⑰口座番号(左詰め。ゆうちょ銀行の場合は、記号(5桁)は左詰め、番号は右詰めで記入し、空欄には「0」を記入)

振込を希望する金融機関の名称
銀行・金庫・農協・漁協・信組
本店・本所 出張所 支店・支所

⑱メイギニン(カタカナ)：姓と名の間は1文字あけて記入してください。濁点・半濁点は1文字として記入してください。

口座名義人

⑲(つづき)メイギニン(カタカナ)

⑨の者については、⑦並びに裏面の(ヌ)及び(ヲ)に記載したとおりであることを証明します。

事業の名称　　　　　　　　　　　電話(　)　－

年 月 日　事業場の所在地　〒　－

事業主の氏名　　　　　　　　　　印
（法人その他の団体であるときはその名称及び代表者の氏名）

(注意)派遣労働者について、療養補償給付のみの請求がなされる場合にあっては、派遣先事業主は、派遣元事業主が証明する事項の記載内容が事実と相違ない旨裏面に記載してください。

医師又は歯科医師等の証明

療養の内容　(イ)期間 年 月 日 から 年 月 日まで 日間 診療実日数 日

(ロ)傷病の部位及び傷病名

(ハ)傷病の経過の概要

⑨の者については、(イ)から(ニ)までに記載したとおりであることを証明します。

年 月 日　〒　－
病院又は診療所の　所在地
名称
電話(　)　－
診療担当者氏名　　　印

年 月 治癒(症状固定)・継続中・転医・中止・死亡

(ニ)療養の内訳及び金額(内訳裏面のとおり)　千　円

(ホ)看護料　年 月 日 から 年 月 日まで 日間（看護師の資格の有・無）

(ヘ)移送費　から まで 片道・往復 キロメートル 回

(ト)上記以外の療養費(内訳別紙請求書又は領収書 枚のとおり)

(チ)療養の給付を受けなかった理由

⑳療養に要した費用の額(合計)　千万 百万 十万 万 千 百 十 円

㉑費用の種類	㉒療養期間の初日	㉓療養期間の末日	㉔診療実日数	㉕転帰事由
※ 1診療 2看護 3移送 4装具 5診断書	元号 年 月 日（1〜9年は右へ・1〜9月は右へ・1〜9日は右へ）	元号 年 月 日（1〜9年は右へ・1〜9月は右へ・1〜9日は右へ）		1治癒(症状固定) 3継続 5転医 7中止 9死亡
	から	まで		

上記により療養補償給付たる療養の費用の支給を請求します。

〒　－　　　　電話(　)　－

年 月 日

請求人の　住所　　　　　　　　（　方）

氏名　　　　　　　　印

労働基準監督署長　殿

(注意) ※印の欄は記入しないでください。（職員が記入します。）
◎裏面の注意事項を読んでから記入してください。折り曲げる場合には◀の所を谷に折りさらに2つ折りにしてください。

労災保険における「療養補償給付たる療養の費用請求書」（業務災害用［様式第7号（1）］)9)

様式第7号 (1)（裏面）

（リ） 労働者の 所属事業場の 名称・所在地	（ヌ）　負傷又は発病の時刻 午前 後　　　　時　　　分頃	（ル） 災害発生の 事実を確認 した者の	職名 氏名
（ヲ）災害の原因及び発生状況	（あ）どのような場所で（い）どのような作業をしているときに（う）どのような物又は環境に（え）どのような不安全な又は 有害な状態があって（お）どのような災害が発生したか（か）⑦と初診日が異なる場合はその理由を詳細に記入すること		

療養の内訳及び金額

（注　意）

診療内容		点数（点）	診療内容	金額	摘要
初診	時間外・休日・深夜		初診	円	
再診	外来診療料　×　　回		再診　　　回	円	
	継続管理加算　×　　回		指導　　　回	円	
	外来管理加算　×　　回		その他	円	
	時間外　　×　　回				
	休日　　　×　　回		食事（基準　　）		
	深夜　　　×　　回		円×　日間	円	
指導			円×　日間	円	
在宅	往診　　　　　　　回		円×　日間	円	
	夜間　　　　　　　回				
	緊急・深夜　　　　回		小計　　　②	円	
	在宅患者訪問診療　回				
	その他			摘　　要	
	薬剤　　　　　　　回				
投薬	内服　薬剤　　　単位				
	調剤　×　　回				
	屯服　薬剤　　　単位				
	外用　薬剤　　　単位				
	調剤　×　　回				
	処方　　　×　　回				
	麻毒　　　　　　　回				
	調基				
注射	皮下筋肉内　　　　回				
	静脈内　　　　　　回				
	その他　　　　　　回				
処置					
	薬剤				
手術 麻酔					
	薬剤				
検査					
	薬剤				
画像 診断					
	薬剤				
その他	処方せん　　　　　回				
	薬剤				
入院	入院年月日　　年　月　日				
	病・診・衣　入院基本料・加算				
	×　　日間				
	×　　日間				
	×　　日間				
	×　　日間				
	×　　日間				
	特定入院料・その他				
小計	点　①	円	合計金額 ①＋②	円	

派遣先事業 主証明欄	派遣元事業主が証明する事項（表面の⑦並びに（ヌ）及び（ヲ））の記載内容について事実と相違ないことを証明します。		
	年　月　日	事業の名称	電話（　　　）　　－
		事業場の所在地	〒　　－
		事業主の氏名	印
		（法人その他の団体であるときはその名称及び代表者の氏名）	

表面の記入枠 を訂正したと きの訂正印欄	削　字 　　　　印 加　字	社会保険 労務士 記載欄	作成年月日・提出代行者・事務代理者の表示	氏　　名	電話番号
				印	（　　　）　　－

注意

一、共通の注意事項
　（一）（二）（三）（四）の各欄のうち、該当する事項を○で囲むこと。
　（ホ）（ヘ）及び（ト）については、その費用についての明細書及び看護移送等をした者の請求書又は領収書を添えること。
　（リ）（イ）の期間には、労働者の直接所属する事業場が一括適用の取扱いを受けている場合には、労働者が直接所属する支店、工事現場等を記載すること。

二、傷病補償年金の受給権者が当該傷病に係る療養の費用を請求する場合以外の場合には、④欄に記載する必要がないこと。

三、（一）（二）（三）（四）
　（初に発見した者）（ル）及び（ヲ）は、第二回以後の請求の場合には記載する必要がないこと。
　（初に発見した者）を記載すること。（確認した者が多数あるときは最第二回以後の請求の場合には事業主の証明は受ける必要がないこと。
　（ル）は、災害発生の事実を確認した者

四、（一）（二）
　②⑥⑦及び（ヌ）から（ヲ）までは記載する必要がないこと。
　「事業主の証明」の欄は、受ける必要がないこと。
　「病院又は診療所の診療担当者氏名」の欄及び「請求人の氏名」の欄は、記名押印することに代えて、自筆による署名をすることができること。

労災保険における「療養補償給付たる療養の費用請求書」（業務災害用［様式第7号（1）]）9)（続き）

Question 26

脳損傷又はせき髄損傷による障害の状態に関する意見書

様式 1

氏　名		生年月日	昭・平　　年　　　月　　　日	男・女
障害の原因となった傷病名				

発生年月日	昭・平　　年　　月　　日	初診年月日	昭・平　　年　　月　　日
上記傷病が治ゆとなった日			昭・平　　年　　月　　日

既往障害の有無	有（　　　　　　　　　　　　　　　　　）・　無

診断書作成医療機関における初診時所見（主訴及び症状）

現在までの治療の内容、期間、経過、その他参考となる事項

脳・せき髄等に係る画像診断結果等（MRI、CT、X-P 等による所見を記載して下さい）

麻痺の範囲等	運動障害の範囲	四肢　・　片　・　対（上肢・下肢）　・単（上肢・下肢）											
	性状	弛緩性・痙性・不随意運動性・その他（　　　　　　）											
	起因部位	脳　　　　　・　　　　せき髄　　　　・　　　末梢神経											
	関節可動域の制限	部位	肩		肘	手		股		膝	足		
		運動	屈伸	外転	屈伸	屈伸	内外転		屈伸	屈伸			
	有・無（自動・他動）	右											
		左											
	徒手筋力テスト（MMT）※1	部位	肩		肘		手		股			膝	足
		運動	屈曲	伸展	外転	屈曲	伸展	屈曲	伸展	屈曲	伸展	内転	外転	屈曲	伸展	屈曲	伸展
		右											
		左											
	感覚障害の範囲	四肢　・　片　・　対（上肢・下肢）　・単（上肢・下肢）											
	感覚障害の性状	脱失　・　鈍麻　・　その他（　　　　　　　　　　　）											

麻痺の程度※2	右上肢	高度　・　中等度　・　軽度（　　　　　　　　　　　　）
	左上肢	高度　・　中等度　・　軽度（　　　　　　　　　　　　）
	一下肢	高度　・　中等度　・　軽度（　　　　　　　　　　　　）
	両下肢	高度　・　中等度　・　軽度（　　　　　　　　　　　　）

神経因性膀胱障害又は神経因性直腸障害	有（　　　　　　　　　　　　　　　　　）・　無

※　1：徒手筋力テストを行った場合には、障害のある四肢の各関節の運動ごとの結果を記入して下さい。
※　2：麻痺の程度は、運動障害の程度により記載して下さい。運動障害の程度については、裏面の1の記載要領に従って記載して下さい。
また、（　）内には、物を持ち上げて移動できない等具体的な障害の状態を記載して下さい。

労災保険にて障害給付等にかかわる意見書の一例（脳損傷又はせき髄損傷による障害の状態に関する意見書）[10]

③医師事務作業補助者の実務 ～文書作成業務での疑問～

	程度　　能力	障害なし	わずかに喪失	多少喪失	相当程度喪失	半分程度喪失	大部分喪失	全部喪失
高次脳機能障害 ※3	意思疎通能力	とくに問題ない	多少の困難はあるが概ね自力でできる	困難はあるが概ね自力でできる	困難はあるが多少の援助があればできる	困難はあるがかなりの援助があればできる	困難が著しく大きい	できない
	問題解決能力	とくに問題ない	多少の困難はあるが概ね自力でできる	困難はあるが概ね自力でできる	困難はあるが多少の援助があればできる	困難はあるがかなりの援助があればできる	困難が著しく大きい	できない
	持続力・持久力	とくに問題ない	多少の困難はあるが概ね自力でできる	困難はあるが概ね自力でできる	困難はあるが多少の援助があればできる	困難はあるがかなりの援助があればできる	困難が著しく大きい	できない
	社会行動能力	とくに問題ない	多少の困難はあるが概ね自力でできる	困難はあるが概ね自力でできる	困難はあるが多少の援助があればできる	困難はあるがかなりの援助があればできる	困難が著しく大きい	できない

高次脳機能障害の状態について特筆すべき事項（※4）

介護の要否等 ※5	種類	介護の要否	介護が必要な場合には、その原因たる障害の状態　※6
	食事	自立・介護が必要	
	入浴	自立・介護が必要	
	用便	自立・介護が必要	
	更衣	自立・介護が必要	
	外出	自立・介護が必要	
	買物	自立・介護が必要	

その他の身体の障害の状態

※3：各能力の判断の要点については、裏面の2に記載しているとおりです。
　　　また、裏面の3に載せている障害の程度別の例を参考に障害の程度を記載して下さい。
※4：後遺障害の状態、神経心理学的検査の検査結果等を記載して下さい。
※5：この欄は、障害等級3級以上の障害が認められる場合において使用するものです。したがって、高次脳機能障害や麻痺が重篤でない場合には記載の必要はありません。
※6：原因となっている障害の状態（例：両上肢が完全麻痺）について記載して下さい。

上記のとおり診断いたします　　　所在地
　　　　　　　　　　　　　　　　名称
　　　　　　　　　　　　　　　　診療科
　平成　　年　　月　　日　　　　医師名　　　　　　　　　㊞

　労災保険にて障害給付等にかかわる意見書の一例（脳損傷又はせき髄損傷による障害の状態に関する意見書）[10]**（続き）**
　「傷病（補償）年金」や「障害給付」にかかわる診断書・意見書等は，医師事務作業補助者にとって代行記載が難しい医療文書である。

Question 27

Q27 指定難病にかかわる「臨床調査個人票」を記載する際の注意事項はなんですか？

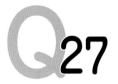nswer

　原因が不明で治療方法が確立していない「いわゆる難病」のうち厚生労働大臣が定める疾病を「指定難病」といいますが，病態や病状などが一定の基準を満たす患者さんに対しては，特定医療費受給者証を交付して医療費の自己負担分を公費負担する公的制度が存在します。その申請にあたり難病指定医からの「臨床調査個人票」が必要となりますが，現在，指定難病の数は著しく多く，担当医ですら，自身が専門とする疾病以外の診断基準や臨床調査個人票の記載に必要な事項等の詳細は把握していないように思えます。ちなみに，本著を執筆している段階で，「難病情報センター（http://www.nanbyou.or.jp/entry/1680）」のウェブサイトに登録記載されている指定難病は331種類もあります。医師事務作業補助者の立場で言えば，自身が担当する診療科および担当医のもとで取り扱う疾病のうち，文書記載の依頼件数が多いものを中心に理解していくしかないと考えます。なお，先に述べたウェブサイトには，疾病ごとに「病

特定医療費を受給している患者数の多い指定難病[11]
特定医療費（指定難病）受給者証所持者　上位20疾病
（2016年度データ）

1	潰瘍性大腸炎	167,872
2	パーキンソン病	127,347
3	全身性エリテマトーデス	63,792
4	クローン病	42,789
5	後縦靱帯骨化症	38,039
6	全身性強皮症	31,057
7	特発性拡張型心筋症	27,968
8	脊髄小脳変性症（多系統萎縮症を除く）	26,968
9	網膜色素変性症	26,245
10	特発性血小板減少性紫斑病	25,074
11	サルコイドーシス	24,279
12	重症筋無力症	22,998
13	原発性胆汁性肝硬変	22,474
14	皮膚筋炎／多発性筋炎	21,832
15	多発性硬化症／視神経脊髄炎	20,485
16	ベーチェット病	19,205
17	もやもや病	17,602
18	特発性大腿骨頭壊死症	17,596
19	下垂体前葉機能低下症	13,747
20	多系統萎縮症	11,639

上位7疾病で全体の50.6％，上位20疾病で全体の78.0％を占める。

③医師事務作業補助者の実務 〜文書作成業務での疑問〜

気の解説」,「概要・診断基準等」,「臨床調査個人票」などが閲覧・ダウンロードできる環境が用意されています。医師事務作業補助者としては，代行記載が依頼された個々の事例（疾病）について，そのつど説明内容等を確認していく姿勢が望まれます。とくに,「概要・診断基準等」に記載がある「重症度分類」に関しては，その程度によって公費負担への対応が変わりますので正確に理解することが大切です。

<重症度分類>

中等症以上を対象とする。

　潰瘍性大腸炎の臨床的重症度による分類

	重症	中等症	軽症
①排便回数	6回以上		4回以下
②顕血便	(+++)		(+) 〜 (−)
③発熱	37.5℃以上	重症と軽症の中間	37.5℃以上の発熱がない
④頻脈	90/分以上		90/分以上の頻脈なし
⑤貧血	Hb10g/dL以下		Hb10g/dL以下の貧血なし
⑥赤沈	30mm/h以上		正常

顕血便の判定
　(−) 血便なし
　(+) 排便の半数以下でわずかに血液が付着
　(++) ほとんどの排便時に明らかな血液の混入
　(+++) 大部分が血液

重症度
　軽症　：上記の6項目を全て満たすもの
　中等症：上記の軽症，重症の中間にあたるもの
　重症　：①及び②の他に，全身症状である③又は④のいずれかを満たし，かつ6項目のうち4項目を満たすもの
　劇症　：重症の中でも特に症状が激しく重篤なものをいう。発症の経過により急性電撃型と再燃劇症型に分けられる。
　　　　　劇症の診断基準は
　　　　　(1) 重症基準を満たしている。
　　　　　(2) 15回/日以上の血性下痢が続いている。
　　　　　(3) 38.5℃以上の持続する高熱である。
　　　　　(4) 10,000/mm³以上の白血球増多がある。
　　　　　(5) 強い腹痛がある。

潰瘍性大腸炎における「重症度分類」[12]
難病情報センターのウェブサイトには指定難病ごとの解説記載がある。

Question 28

Q28 「小児慢性特定疾病 医療意見書」を記載する際の注意事項はなんですか？

Answer

　慢性疾患に罹っていることで長期療養を必要とする児童等の健全な育成を図るために，その治療法の普及を目的にした研究等に資する医療の給付を行う事業として「小児慢性特定疾患治療研究事業」が存在します。「Q&A 27」で解説した指定難病と同じように，国が指定登録している疾病の数は著しく多く，そのすべてを正確に理解することは困難です。医師事務作業補助者の立場で言えば，自身が担当している診療科に関係する代表的疾病を知っていれば十分です。実際，2018年4月の時点で，「小児慢性特定疾病情報センター（https://www.shouman.jp/）」のウェブサイトには16疾患群・756告示疾病（包括的病名を除く）が登録されています。また，「難病情報センター」のウェブサイトと同様に，小児慢性特定疾病情報センターのサイトにも，疾病ごとの「概要」や「診断の手引き」，「意見書（新規）」，「意見書（継続）」などが閲覧またはダウンロード可能な環境が整備されています。ただし，個々の説明内容は医師向けの感があり，初回の「意見書（新規）」を医師事務作業補助者が代行記載するのは困難かと思われます。現実的には，医師が記載した初回の意見書を参考に，2回目以降から「意見書（継続）」の代行記載を行っていくという対応でよいように考えます。医師事務作業補助者の姿勢としては，医師が記載した意見書とウェブサイトに記されている説明内容等を読み比べつつ，普段かかわっている当該疾病の理解が深まれば十分な気がします。

　日本には，指定難病や小児慢性特定疾病のほか，国の法律や地方公共団体の条例等に基づく公費負担医療費制度が多く存在します。そのなかには，制度の設立経緯や疾病の重症度等の違いにより公費の負担範囲や負担割合などが著しく異なるものも少なくなく，会計窓口での収納業務において気を使わなければならないことがよくあります。また，対象となる患者さんが公費負担を継続利用するために定型的な診断書や意見書等の定期更新を必要とすることも多く，医療機関では一定の時期に文書作成業務が集中しやすい傾向にあります。医師事務作業補助者だけでなく，医事課に所属する事務職員には，その種の繁忙期にも配慮した普段からの業務対応が望まれます。

③医師事務作業補助者の実務 ～文書作成業務での疑問～

公費負担医療費制度一覧[13]

(1) 国の法律に基づく公費負担医療制度

戦傷病者特別援護法による	療養の給付 (法第 10 条関係)
	更生医療 (法第 20 条関係)
原子爆弾被爆者に対する援護に関する法律による	認定疾病医療 (法第 10 条関係)
感染症の予防及び感染症の患者に対する医療に関する法律による	新感染症の患者の入院 (法第 37 条関係)
心神喪失等の状態で重大な他害行為を行った者の医療及び観察等に関する法律による医療の実施に係る医療の給付 (法第 81 条関係)	
感染症の予防及び感染症の患者に対する医療に関する法律による	結核患者の適正医療 (法第 37 条の 2 関係)
	結核患者の入院 (法第 37 条関係)
精神保健及び精神障害者福祉に関する法律による	措置入院 (法第 29 条関係)
障害者自立支援法による	精神通院医療 (法第 5 条関係)
	更生医療 (法第 5 条関係)
	育成医療 (法第 5 条関係)
	療養介護医療 (法第 70 条関係) 及び基準該当療養介護医療 (法第 71 条関係)
麻薬及び向精神薬取締法による入院措置 (法第 58 条の 8 関係)	
感染症の予防及び感染症の患者に対する医療に関する法律による	一類感染症等の患者の入院 (法第 37 条関係)
児童福祉法による	療育の給付 (法第 20 条関係)
	障害児施設医療 (法第 24 条の 20 関係)
原子爆弾被爆者に対する援護に関する法律による	一般疾病医療費 (法第 18 条関係)
母子保健法による養育医療 (法第 20 条関係)	
特定疾患治療費，先天性血液凝固因子障害等治療費，水俣病総合対策費の国庫補助による療養費及び研究治療費，茨城県神栖町における有機ヒ素化合物による環境汚染及び健康被害に係る緊急措置事業要綱による医療費及びメチル水銀の健康影響による治療研究費	
肝炎治療特別促進事業に係る医療の給付	
児童福祉法による小児慢性特定疾患治療研究事業に係る医療の給付 (法第 21 条の 5 関係)	
児童福祉法の措置等に係る医療の給付	
石綿による健康被害の救済に関する法律による医療費の支給 (法第 4 条関係)	
中国残留邦人等の円滑な帰国の促進及び永住帰国後の自立の支援に関する法律第 14 条第 4 項に規定する医療支援給付 (中国残留邦人等の円滑な帰国の促進及び永住帰国後の自立の支援に関する法律の一部を改正する法律附則第 4 条第 2 項において準用する場合を含む)	
生活保護法による医療扶助 (法第 15 条関係)	

(2) 地方公共団体の条例に基づく公費負担医療制度

・乳幼児等の児童に係る医療に関するもの

・障害者及び障害児に係る医療に関するもの

・母子家庭の母及び父子家庭の父並びに母子家庭及び父子家庭の児童に係る医療に関するもの

　公費負担医療費制度は，その種類によって優先度や公費負担割合などに違いがあり，会計処理する際には個別の対応が求められる。

　※「指定難病」は上記表に記載がないが，特定疾患治療費の対象疾患が拡大されて新たな制度のもと公費負担となっている。

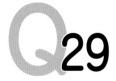

Q29 「身体障害者診断書・意見書」を記載する際の注意事項はなんですか？

Answer

　「身体障害者診断書・意見書」を記載するにあたっては，後述する介護保険の主治医意見書などと同様で，疾病に関する診療経過をただ記述するだけでは十分と言えません。多くの医療文書（とくに意見書）に共通することですが，制度等の設立趣意をよく理解して，「診断」の部分には医学的かつ科学的な記述を，「意見」の部分には客観的評価を踏まえた主観的判断の内容が記載されるべきです。「身体障害者診断書・意見書」で言えば，身体障害に至った経緯も確かに大事ですが，何よりも，現在の病状ならびに病態からみた客観的評価と第三者をも納得させる意見（主張）の記載が重要になります。そのような意味では，「意見書」の部分を医師事務作業補助者が代行（先行）記載することにはやや無理があるのかもしれません。

　基本的に，身体障害者として「障害程度等級」が定められているものには，「視覚障害」，「聴覚又は平衡機能の障害」，「音声機能，言語機能又はそしゃく機能の障害」，「肢体不自由」，「心臓，じん臓若しくは呼吸器又はぼうこう若しくは直腸，小腸，ヒト免疫不全ウイルスによる免疫若しくは肝臓の機能の障害」があります。ちなみに，「障害者基本法」第2条に定められている「障害」には，身体障害のほか知的障害，精神障害があり，直近の報告では身体障害者が436万人，知的障害者（知的障害児を含む）が108.2万人，精神障害者が392.4万人いるとされています（身体障害者・知的障害者の数は平成28年データ，精神障害者の数は平成26年データ）。当然，重複した障害を有している患者さんもいるのでしょうが，国民の7.4％がなんらかの障害を持っているという事実には驚かされます。

　「身体障害者診断書・意見書」は先に述べた臓器領域ごとに書式が異なり，基本的には，都道府県または政令指定都市から指定された医師（指定医）のみが記載できることになっています。また，同文書は，表紙とも言える「総括表」と「個別の所見書」からなっており，総括表の部分は障害臓器に関係なくおおむね定型的な書式になっています。具体的に言うと，総括表には一般的な患者基本情報のほか，指定医による「該当すると考える等級」記載が求められます。該当する等級に関しては，「身体障害者障害程度等級表」を見れば一般の患者さんでも自身がおおむね「○級」に相当するといったことはわかるかと思われます。ただし，実際には重複する障害により等級が

上がるといったこともありますので，医師事務作業補助者の立場では，等級判定を除く記載事項を可能な範囲で下書きすればよいものと考えます。なお，総括表において他に注意すべき記載欄としては，「障害名（部位を明記）」，「疾病・外傷発生年月日」，「障害固定又は障害確定（推定）の年月日」があります。障害名に関しては，先に述べた臓器ごとの障害を記載すればよいのですが，お約束事というか，よく用いられる定型的な表現がありますので過去の例を参考にするとよいでしょう。疾病・外傷発生年月日に関しては，詳細が不明な場合，医療機関における「初診日」を記載することが求められています。障害固定または障害確定（推定）の年月日については，将来的に障害の程度が変更する可能性などを踏まえ，明確でない場合には「推定」といった表現が望まれます。実際，人工肛門や小腸瘻造設後の病態は時間経過とともに障害度が変化しやすいので，直腸機能障害や小腸機能障害などではとくに注意が必要です。当然，そのような場合には，将来「再認定」の必要性が生じるものと考えます。

　「総括表」に続く「個別の所見書」に関しては，専門領域での医学用語や診察所見等の記載を求められることも多く，医師事務作業補助者による代行記載の完遂は困難かもしれません。とくに，肢体不自由障害における所見書では，徒手筋力テスト（Manual

身体障害者手帳における「障害名」の種類

1. 視覚障害
    両眼失明・視野狭窄・視野欠損
2. 聴覚又は平衡機能の障害
    聴覚障害（両耳全ろう，語音明瞭度著障）
    平衡機能障害（中枢性平衡失調）
3. 音声機能，言語機能又はそしゃく機能の障害
    音声機能障害（喉頭摘出，発生筋麻痺）
    言語機能障害（ろうあ，聴あ）
    そしゃく機能障害（咬合異常，嚥下障害）
4. 肢体不自由
    上肢機能障害（右肩関節機能全廃，左手指欠損）
    下肢機能障害（右足部欠損，左膝関節著障）
    体幹機能障害（下半身麻痺）
    脳原性運動機能障害（上下肢不随意運動）
5. 内部機能障害
    心臓機能障害・じん臓機能障害・呼吸器機能障害
    ぼうこう又は直腸機能障害・小腸機能障害
    ヒト免疫不全ウイルスによる免疫機能障害・肝臓機能障害

「身体障害者診断書・意見書」は臓器領域ごとに書式が異なる。

Muscle Test：MMT）や関節可動域テスト（Range of Motion：ROM）などの細かい評価所見記載が必要であり，担当医との連携ならびに協働が重要となります。

　そのほか，身体障害者制度に絡んで知っておくべきこととして，つねに「介護保険制度が優先される」という基本ルールがあります。介護保険制度については後述しますが，当初介護保険の受給対象者ではなかった患者さん（身体障害者）でも，40歳以上で介護保険の受給者要件に合致すれば，身体障害者施策の方が有利であっても介護保険施策が通常優先されます。ただし，その種の原則対応は以前から問題視されており，現在，地域包括ケアシステムの推進に向けて介護と障害を一括サービスで対応する方向性があることも知っておくとよいです。

③医師事務作業補助者の実務 〜文書作成業務での疑問〜

Q30 介護保険における「主治医意見書」を記載する際の注意事項はなんですか？

Answer

「Q&A 29」で説明した「身体障害者診断書・意見書」や介護保険における「主治医意見書」等を記載する際には，生命保険会社の「入院・手術証明書（診断書）」など一般的な診断書との視点の違いをまずは理解することが大切です。実際，以下の図に示すように，医師の関心の多くは「疾患」または「疾病」の診断と治療にあります。診察や検査などを通じて診断を下すこと（病名を付けること），そして治療方針を決定して実行に移すことが自身の役割だと考えている医師が一般的には多いはずです。しかし，患者さんは，その疾患（疾病）によりなんらかの「機能障害」をきたしていることも多く，その結果「能力障害」を生じ「社会的不利」によって困っていることが少なくありません。具体例で言えば，「左冠動脈前下行枝（#7）に90％の狭窄があることを冠動脈造影検査で確認（診断）し，カテーテルを用いて狭窄部を拡張させた後にステントを入れて開通させた」という診療プロセスに関して，医師は診療録に詳細な記載

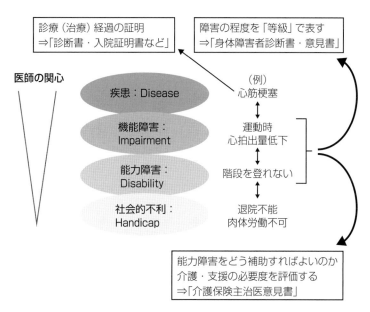

通常の診断書・証明書と「介護保険主治医意見書」の違い
多くの医師の関心が「疾患」の診断と治療に偏っていることが問題である。

を残しておきますので，それらの内容を通常の診断書や証明書等に転記することは慣れています。しかしながら，介護保険の主治医意見書では，心筋梗塞（あるいは狭心症）による胸痛は改善したものの，入院を契機に筋力低下をきたし歩行困難となり，家族等による介護が当面必要であるといった状況記録の記述（記載）が求められます。ちなみに，先の「身体障害者診断書・意見書」であれば，心筋梗塞を契機に発症した心不全（心臓機能障害）の障害程度等級の判断材料となる記録（ならびに指定医からの意見文書）が必要となります。

　介護保険の主治医意見書に関しては，このあと実際に使用される書式を用いて説明を行っていきますが，生命保険会社の「入院・手術証明書（診断書）」等との根本的な違いを確実に理解してください。そのような意味では，国際障害分類（ICIDH）は「障害の基本構造」を示すものとして役に立つものと考えます。

障害の基本構造
ICIDH分類　WHO国際障害分類 1980

		（具体例）
社会的不利	Handicap	外出できない
能力障害	Disability	歩けない
機能障害	Impairment	右片麻痺
疾病	Disease or Disorder	脳梗塞（後遺症）

「介護保険主治医意見書」を適切に記載するうえでICIDH※の概念が役に立つ。
　※ ICIDH（International Classification of Impairments, Disabilities and Handicaps）

③医師事務作業補助者の実務 〜文書作成業務での疑問〜

Q31 「介護保険主治医意見書」を記載するうえでの具体的なポイントを教えてください

Answer

　「Q&A 30」でも触れたように，「介護保険主治医意見書」を作成するにあたっては，一般的な診断書とは記載する際の考え方や視点などを大きく変えることが必要です。以下に，実際の介護保険主治医意見書の記載欄に沿った具体的なポイントを解説していきます。

　まずは，最も注意すべき記載欄として「1. 傷病に関する意見」があります。とくに「(1)診断名」がとても重要なのですが，ここには「特定疾病または生活機能低下の直接の原因となっている傷病名」を最初に記載するようにと書いてあります。ここで言う「特定疾病」とは，介護保険制度にて40〜64歳の被保険者でも給付対象となる16種類の疾病群を指しますが，そのなかでよく問題視されてきたのが「末期がん」という病名への対応でした。実際，「がん」の告知を受けている患者さんであっても，「末期」という言葉には「手の施しようがない」というニュアンスを抱きがちです。また，担当医の側も「死」を意識させる告知を避ける傾向が一般にあります。しかし，65歳未満のがん患者さんが介護保険サービスを受けるにあたっては，従前「末期」という形容詞の付与が必ず必要でした。そのような状況下，2019年2月19日の厚生労働省からの事務連絡において，「末期がん」という診断名（病名）から「末期」という形容詞を削除するという通知がやっと届きました。実際には「医師が一般に認められている医学的知見に基づき回復の見込みがない状況に至ったと判断したものに限る」との追加説明はあるものの，医師事務作業補助者として，こういった最新の情報にも目を光らせておくことが大切です。

　話を戻しますが，「生活機能低下の直接の原因となっている傷病」をどう捉えるのかが重要なポイントです。具体例にもあるように，介護保険主治医意見書では，僧帽弁狭窄症に対して弁置換術を行ったことの治療経過や処方内容等の詳細な記載より，手術後に体力低下等があり自立生活が困難で介護を必要とすることやリハビリテーションの効果が期待されることなどの記述を(3)の記載欄に求めています。そういった視点で考えると，「僧帽弁狭窄症」という診断名（傷病名表記）ではなく，むしろ「僧帽弁置換術後の廃用症候群」といった病名記載が望まれます。「廃用症候群」という医学用語は，急性期病院における一般診療の中ではあまり用いられないかもしれ

67

Question 31

ませんが，介護保険の主治医意見書では毎回のように記載されてもよい傷病名だと考えます。実際，「脳梗塞後遺症」という傷病名であれば機能障害や能力障害といった病態（障害）が想像できますが，「胃癌手術後（胃全摘術後）」という病名からは「障害」ならびに「介護の必要性」というイメージが湧きにくいものと思われます。ぜひとも，「胃癌手術後の廃用症候群」と記載する習慣を身につけてください。

診断開始日でなく発症日

1．傷病に関する意見

(1)診断名(特定疾病または生活機能低下の直接の原因となっている傷病名については 1．に記入)及び発症年月日
　　1.＿＿＿＿＿＿＿＿＿＿＿＿＿＿＿＿＿＿　発症年月日　(昭和・平成　　　年　　　月　　　日頃)
　　2.＿＿＿＿＿＿＿＿＿＿＿＿＿＿＿＿＿＿　発症年月日　(昭和・平成　　　年　　　月　　　日頃)
　　3.＿＿＿＿＿＿＿＿＿＿＿＿＿＿＿＿＿＿　発症年月日　(昭和・平成　　　年　　　月　　　日頃)

(2)症状としての安定性　　　　　□ 安定　　□ 不安定　　□ 不明
　　(「不安定」とした場合、具体的な状況を記入)

(3)生活機能低下の直接の原因となっている傷病または特定疾病の経過及び投薬内容を含む治療内容
　　(最近(概ね 6 ヶ月以内)介護に影響のあったもの及び特定疾病についてはその診断の根拠等について記入)

4 種類以上あり，記載が必要ならば「5．特記すべき事項」に

積極的な医学管理を必要とすることが予想される場合が「不安定」

(具体例)
僧帽弁狭窄症に対して弁置換術を行われ，その後，介護が必要となった事例では…
「僧帽弁狭窄症（の治療中）」と書いてほしいわけではなく，
「重症心不全」→それによる「日常生活障害」←介護が必要！
「僧帽弁置換術後の廃用症候群」←手すりが必要・リハビリが必要！
と書いてほしい！

「介護保険主治医意見書」を記載するうえでの注意事項（1）

「介護保険主治医意見書」を記載するにあたり，「1．傷病に関する意見」欄への診断名記載と「生活機能低下の直接の原因となっている傷病または特定疾病の経過および投薬内容を含む治療内容」記載が最も重要である。

③医師事務作業補助者の実務 〜文書作成業務での疑問〜

介護保険制度で指定されている「特定疾病」

16 種類の特定疾病
（第 2 号被保険者 [40〜64 歳] も介護保険が利用可能）

①（末期）がん　　②関節リウマチ　　③筋委縮性側索硬化症

④後縦靱帯骨化症　　⑤骨折を伴う骨粗鬆症

⑥初老期における認知症

⑦パーキンソン病，進行性核上性麻痺，大脳皮質基底核変性症

⑧脊髄小脳変性症　　⑨脊柱管狭窄症　　⑩早老症

⑪多系統委縮症（線状体黒質変性症，シャイ・ドレーガー症候群，
　　オリーブ橋小脳委縮症）

⑫糖尿病性神経障害，糖尿病性腎症，糖尿病性網膜症

⑬脳血管疾患　　⑭閉塞性動脈硬化症

⑮慢性閉塞性肺疾患（肺気腫，慢性気管支炎，気管支喘息，
　　びまん性汎細気管支炎を含む）

⑯両側の膝関節または股関節に著しい変形を伴う変形性関節症

特定疾病のうち「末期がん」に関しては，「末期」という形容詞の付
与が必須ではなくなった。

　次に重要な記載項目欄として「3. 心身の状態に関する意見」があります。医師事務作業補助者が介護保険の主治医意見書を代行記載するにあたり，この欄でチェックが求められる各種評価所見や関連事項等が診療録（電子カルテ）のどこに記載されているのかいつもわからず（見つからず）困っているのではないでしょうか。実際，初診時や入院時などにはこの種のアセスメントが確実に行われていても，患者さんが主治医意見書を持ち込んできたときの状態は把握（記録）されていないことが少なくありません。医師事務作業補助者が患者さんと直接面談をして情報収集することは通常ないでしょうから，最終的には，診療記録のどこかに書かれている（かもしれない）少し前の情報をもとに記載しているのが現実かと思われます。

　医師事務作業補助者として，この問題への解決策には二つの方向性があると考えます。一つは，「障害高齢者の日常生活自立度（寝たきり度）」と「認知症高齢者の日常生活自立度」に関してある程度の理解を深めることが大切です。もう一つは，「認知症」の病態に関して基本的な知識を習得することが望まれます。実際，当該領域の「評価基準」に関して一定程度の理解があれば，診療記録における記載内容等から日常生活自立度をある程度イメージすることが可能になると考えます。ただし，医師事務作業補助者が患者さんの状態を評価・判定することがあってはいけません。現実的には，

69

Question 31

作成日から過去14日以内に, **看護職員等が行った診療補助行為**（医師が診療行為として行った場合を含む）をチェック
「医師でなければ行えない行為」「家族／本人が行える類似の行為」は含まれない

2. 特別な医療（過去14日間以内に受けた医療のすべてにチェック）

処置内容	☐ 点滴の管理	☐ 中心静脈栄養	☐ 透析	☐ ストーマの処置	☐ 酸素療法
	☐ レスピレーター	☐ 気管切開の処置	☐ 疼痛の看護	☐ 経管栄養	
特別な対応	☐ モニター測定（血圧、心拍、酸素飽和度等）			☐ 褥瘡の処置	
失禁への対応	☐ カテーテル（コンドームカテーテル、留置カテーテル等）				

3. 心身の状態に関する意見

(1) 日常生活の自立度等について
・障害高齢者の日常生活自立度（寝たきり度） ☐ 自立 ☐ J1 ☐ J2 ☐ A1 ☐ A2 ☐ B1 ☐ B2 ☐ C1 ☐ C2
・認知症高齢者の日常生活自立度 ☐ 自立 ☐ I ☐ IIa ☐ IIb ☐ IIIa ☐ IIIb ☐ IV ☐ M

(2) 認知症の中核症状（認知症以外の疾患で同様の症状を認める場合を含む）
・短期記憶 ☐ 問題なし ☐ 問題あり
・日常の意思決定を行うための認知能力 ☐ 自立 ☐ いくらか困難 ☐ 見守りが必要 ☐ 判断できない
・自分の意思の伝達能力 ☐ 伝えられる ☐ いくらか困難 ☐ 具体的要求に限られる ☐ 伝えられない

(3) 認知症の周辺症状（該当する項目全てチェック：認知症以外の疾患で同様の症状を認める場合を含む）
☐ 無 ☐ 有 ☐ 幻視・幻聴 ☐ 妄想 ☐ 昼夜逆転 ☐ 暴言 ☐ 暴行 ☐ 介護への抵抗 ☐ 徘徊
☐ 火の不始末 ☐ 不潔行為 ☐ 異食行動 ☐ 性的問題行動 ☐ その他（ ）

(4) その他の精神・神経症状の有無
☐ 無 ☐ 有 （症状名：　　　　　　専門医受診の有無 ☐ 有（ ） ☐ 無）

※あてはまる項目をチェック☑してください。間違った場合は☒してください。（訂正印は不可）

認知症についての
知識がある程度必要

「介護保険主治医意見書」を記載するうえでの注意事項（２）
「介護保険主治医意見書」を記載するにあたり，「障害高齢者の日常生活自立度（寝たきり度）」と「認知症高齢者の日常生活自立度」の知識は必須である。

担当医に別途対応依頼することもできず，看護師等に改めて評価してもらうといったことが現場では起きているように思われます。

　介護保険主治医意見書のように，日常生活自立度等の経時（経月）的な変化により給付金等を含むサービス内容が変わる書類に関しては，文書記載の直前に「問診票」などを利用して患者さんから情報収集することが効率的かつ有効かと考えます。著者が住んでいる浜松市では「介護保険主治医意見書問診票」が利用者（申請者）向けに事前提供されており，医療現場での作業負担がきわめて軽減されています。詳細等はウェブサイトで閲覧・確認していただければと思いますが，一例として，「4. 心身の状態について」のチェック欄は介護保険主治医意見書の「3. 心身の状態に関する意見」の評価所見と見事にリンクしています。全国各地でこの問診票の話をすると，多

くの医師事務作業補助者からは共感が得られますが，自分たちの業務効率を図るうえでも十分検討の余地があるはずです。また，この種の「問診票」は，介護保険の主治医意見書だけでなく，指定難病の臨床調査個人票や小児慢性特定疾病医療意見書など，記載項目が非常に多い医療文書では有効活用できるものと考えます。ただし，一連の記載項目をすべて問診票に盛り込むと患者さんにも過度な負担を強いることになりますので，病院として記載依頼件数が多く，なおかつ記入漏れや記載時によく問題視される項目が多い医療文書での対応を検討すればよいのではないでしょうか。

障害高齢者の日常生活自立度（寝たきり度）

正常
J1：遠方まで外出可
J2：隣近所まで外出可
A1：介助で外出可（日中はベッドから離れている）
A2：外出ほとんどせず，寝たり起きたり
B1：車いすに移乗，食事排泄はベッドから離れている
B2：介助で車いすに移れる，食事排泄に介助
C1：自力で寝返り可
C2：自力で寝返り不可

J・A・B・Cがおのおのどんな自立度なのか理解しておくことが大切である。

認知症高齢者の日常生活自立度判断基準

Ⅰ ：なんらかの認知症あり，ほぼ自立（1人暮らし可能）
Ⅱa：家庭外で日常生活の支障・意思疎通困難性多少あり
　　（見守りで自立可）
Ⅱb：家庭内で日常生活の支障・意思疎通困難性多少あり
　　（見守りで自立可，留守番できない，服薬管理不可）
Ⅲa：日中介護必要，問題行動あり（1人暮らしは困難）
Ⅲb：夜間介護必要，問題行動あり（1人暮らしは困難）
Ⅳ ：常時介護要（目を離せない）
M ：著しい精神障害，問題行動，重篤な身体疾患

Ⅱb～Ⅲaくらいが自宅（家族）で看ていける境界線か？
「M」は精神科対応が必要になるくらいの状態

Question 31

介護保険主治医意見書問診票　　　記入日 平成　年　月　日

患者氏名	男・女	生年月日 明・大・昭　年　月　日（　歳）
記入者	続柄	電話番号
ケアプランを依頼しているところ（事業者名がわかれば記入してください）		

申請後、介護を必要とする方の心身の状況を把握している家族等が速やかに記入して主治医に提出してください。

1．介護保険の認定を受けていますか？
　□ いない（新規申請）
　□ いる（更新申請、区分変更申請）
　　　前回の介護度は？　　要支援 □1、□2　　　要介護 □1、□2、□3、□4、□5

2．介護保険の認定を受けようと思った理由は何ですか？（複数回答可）
　□ 身体が不自由になったから　　　　　　□ 認知症の症状があるから
　□ 膝、腰が悪くなったから　　　　　　　□ 脳出血、脳梗塞等になったから
　□ 障がいの認定を受けているから　　　　□ がんになったから
　□ その他 ［　　　　　　　　　　　　　　　　　　　　　　　　　　　　　　　］

3．他の先生（医師・医院）にかかっていますか？　　□ かかっている　　□ かかっていない
　3−1　かかっている場合は、診察科は何ですか？
　□ 内科　□ 精神科　□ 外科　□ 整形外科　□ 脳神経外科　□ 皮膚科　□ 泌尿器科
　□ 婦人科　□ 眼科　□ 耳鼻咽喉科　□ リハビリテーション科　□ 歯科　□ その他
　　　　　　　　　　　　　　　　　　　　　　　　　　　　　　　　（　　　　　科）

4．心身の状態について
　4−1　からだの不自由なところはありますか？　次の状態のうち、あてはまると思うところにレ印をつけてください。
　□ からだの不自由なところはまったくない。
　□ からだが多少不自由であるが、バスやタクシーなどを利用して一人で外出できる。
　□ からだが多少不自由であるが、隣り近所なら歩いて外出できる。
　□ 一人での外出はむずかしいが、家の中ではだいたい身のまわりのことはできる。
　□ 介助してもらっても外出そのものが少ないし、家の中では横になっていることが多い。
　□ 車いすが必要な生活であるが、食事やトイレは人の手を借りずにできる。
　□ 車いすに乗り降りするのも一人ではむずかしい。座っていることはできる。
　□ 一日中ベッドの生活であり排泄、食事、着替えで人の手がかかるが、寝返りはうてる。
　□ 一日中ベッドの生活であり排泄、食事、着替えで人の手がかかり、寝返りもうてない。

　4−2　認知症の進み具合についておたずねします。次の状態のうち、あてはまると思うところにレ印をつけてください。
　□ 認知症はない。
　□ 物忘れなど、少し精神面のおとろえはあるが、一応一人でも生活できる。
　□ 家の外に出ると、ときどき道に迷ったり、買い物でおつりを間違えたりする。
　□ 家の中でも薬を飲み忘れたり、電話や来客の対応ができない。
　□ 日中、トイレで不始末をしたり、理由もなく外へ出歩いてしまったりすることがある。
　□ 夜間、トイレで不始末をしたり、外へ出歩いてしまったりして、家族が起こされる。
　□ 昼も夜も目が離せず、家族がおちついて眠ることもできない。
　□ 被害妄想、暴力、落ち込みなどがひどく、家族の手におえない。

　4−3　理解したり記憶したりすることについておたずねします。
　・物忘れはありますか？　　　　　　　　　　□ はい　　　　□ いいえ
　・日常生活でものごとを自分で決める（判断する）ことができますか？
　　　　　　□ できる　　□ だいたいできる　　□ あまりできない　　□ まったくできない
　・自分のしてほしいこと、ほしくないことは、きちんと伝えられますか？
　　　　　　□ 伝わる　　□ だいたい伝わる　　□ あまり伝わらない　　□ まったく伝わらない

浜松市の「介護保険主治医意見書問診票」[14]

③医師事務作業補助者の実務 ～文書作成業務での疑問～

5. 問題行動についておたずねします。

- 実際にはいない人や、虫、動物などが見えると言うことがありますか？　→（　ある　・　ときどきある　・　ない　）
- 実際にはいない人の声や、物音が聞こえると言うことがありますか？　→（　ある　・　ときどきある　・　ない　）
- 金品などを盗まれたなど、実際にはないことを言うことがありますか？　→（　ある　・　ときどきある　・　ない　）
- 昼間寝て、夜騒ぐことがありますか？　・・・・・・・・・・・・・・・　→（　ある　・　ときどきある　・　ない　）
- 介護する人などに暴言をはくことがありますか？　・・・・・・・・・・　→（　ある　・　ときどきある　・　ない　）
- 介護する際に抵抗して、世話ができないことがありますか？　・・・・　→（　ある　・　ときどきある　・　ない　）
- 目的もなく出歩き、迷子になったりすることがありますか？　・・・・・　→（　ある　・　ときどきある　・　ない　）
- ガスの消し忘れなど、火の不始末がありますか？　・・・・・・・・・・　→（　ある　・　ときどきある　・　ない　）
- 便をこねたり、下着を何日も替えないなど不潔な行動がありますか？　→（　ある　・　ときどきある　・　ない　）
- 紙や消しゴムなど通常食べられないものを食べることがありますか？　→（　ある　・　ときどきある　・　ない　）
- 性的問題行動がありますか？　・・・・・・・・・・・・・・・・・・・　→（　ある　・　ときどきある　・　ない　）

6. きき腕は？　□ 右　　□ 左　　身長は？　（　　　　　）cm
体重は？　（　　　　　）kg　　過去6ヶ月の体重の変化は？　□ 増加　　□ 維持　　□ 減少
関節に痛いところはありますか？（日常生活に支障をきたす程度の関節の痛みがある状態）
　　　　　□ 肩　　　□ 股　　　□ 肘　　　□ 膝　　　□ その他（　　　　　　　　　　　）

7. 日常生活での移動状態についておたずねします。

- 屋外歩行について　　次の状態のうち、あてはまると思うところに1つレ印をつけてください。
　　□ 自分だけで屋外を歩いている。（歩行補助具や装具・義足を用いている場合も含む）
　　□ 介護する人と一緒に屋外を歩いている。（直接介助されている場合、あるいはそばで見守っている場合も含む）
　　□ 屋外歩行をしていない。（歩こうとすれば歩けるが実際は歩いていない場合、訓練のときだけ屋外歩行している場合、
　　　　車いすで屋外を移動している場合も含む）
- 車いすの使用について　　次の状態のうち、あてはまると思うところに1つレ印をつけてください。
　　□ まったく用いていない。
　　□ 車いすを用いることがあり、主に自分で操作している。（こいでいる）
　　□ 車いすを用いることがあり、主に他人が操作している。（押してもらう。介護する人が見守っている場合も含む）
- 歩行補助具（杖・シルバーカー等）、装具の使用について（どちらか一方使用も含む。義足使用は含みません。）
　　□ 日常生活ではまったく用いていない。（訓練歩行のときだけは使っている場合も含む）
　　□ 日ごろ、屋外歩行のときに使用している。（遠くへ出かけるときだけの使用のように、ときどき使用している場合も含む）
　　□ 日ごろ、家の中で使用している。（家事のときだけ使用のように、特定の生活行為を行うときのみ使用している場合も含む）
　　□ 日ごろ、屋外歩行のときと、家の中と両方で使用している。

8. 栄養・食生活についておたずねします。

- 食事行為について
　　□ 自分ひとりで食べることができる。見守り・励ましにより、何とか自分で食べることができる。
　　□ 他の者の全面的な介助が必要である。
- 現在の栄養状態について（日ごろの食事行為、食事の量、食欲、顔色や全身の状態から総合的に判断してください）
　　□ 良い　　　□ 良くない

9. 介護保険で今利用している医療系サービスすべてにレ印をつけてください。
　　□ 医師が家庭訪問して診察している。
　　□ 看護師が自宅を訪問している。
　　□ リハビリの専門家が自宅を訪問している。
　　□ 通所リハビリテーション（デイケア）にかよって、リハビリをしてもらっている。
　　□ 病院（介護療養型医療施設）や介護老人保健施設（老人保健施設）に何日か泊まっている。
　　□ 歯科医師が家庭訪問して診察している。
　　□ 歯科衛生士が家庭訪問して、口の中の衛生について指導してくれる。
　　□ 薬剤師が家庭訪問して薬の飲み方について教えてくれる。
　　□ 栄養士が家庭訪問して食事のとり方について教えてくれる。

10. その他困っていることがありましたら記入してください。

　　[　　　]

浜松市の「介護保険主治医意見書問診票」[14]（続き）
浜松市の「介護保険主治医意見書問診票」は，さまざまな地域および施設で活用されている。

Question 32

Q32 「入院診療計画書」を記載支援する際の注意事項は なんですか？

Answer

　病院では患者さんが入院した際，1週間以内に「入院診療計画書」を作成し患者さんに説明を行ったのちに提供しなければなりません。入院診療計画書は病院にとって最も重要な説明文書の一つであり，1週間以内に必要事項が網羅された書式のものを提供しないと「入院基本料」自体が算定できません。実際，医療機関が厚生労働省等の指導や監査などを受ける際に，つねにその存在と内容が確認されますので，医師事務作業補助者であってもある程度の理解は求められます。とくに，病棟に配置された医師事務作業補助者においては，日々の入院患者さんに対して確実に入院診療計画書が手渡されたか確認する役割が期待されていると思ってください。

　入院診療計画書の一般的な書式は以下に示しますが，注意すべき記載欄としては，「主治医以外の担当者名」，「治療計画」，「特別な栄養管理の必要性」，「その他」があります。「主治医以外の担当者名」の欄には，当該患者の入院診療にかかわる医療従事者の名前を記載することが求められています。病院によっては，主治医以外には病棟看護師の名前しか記されていない入院診療計画書もときに見かけますが，最近は薬剤師や管理栄養士，リハビリセラピスト，社会福祉士などが病棟に一定程度配置されていますので，関係する職員の名前を記載しておくことが大切です。実際，化学療法目的の入院において，病棟薬剤師の名前が記載されていないのは問題かと思われます。「治療計画」欄には予想される入院期間だけでなく具体的な診療計画等の記載が求められますが，この記載欄だけでは書ききれないことも多く，「別紙参照」という記述のもと他職種のケア計画などを添付している施設もよく見かけます。また，病院によっては，患者用の「クリニカルパス」書式を加工して入院診療計画書として利用している施設もあります。

　「特別な栄養管理の必要性」欄は本来管理栄養士によりチェックがなされるべきですが，入院直後には管理栄養士が立ち会うことができず，後追いでの確認ならびに承認がなされていることも少なくありません。ただし，実際には，病棟看護師により収集された情報等を参考にして，管理栄養士がすべての入院患者さんに対し年齢・性別・身長・体重・食事の摂取状況などから主観的包括的アセスメント（Subjective Global Assessment：SGA）を行っているはずです。「その他」の欄は，それぞれの記

74

③医師事務作業補助者の実務 ～文書作成業務での疑問～

（　　　　　）

入 院 診 療 計 画 （変 更） 書

診療科：　　　　　　　病棟　　　　　病室
（患者様氏名）　　　　　殿　　　　　　　文書作成日

主治医以外の担当者名 （フルネームで記載）	医師　　　　　　　　　　看護師 管理栄養士
病　　　名 （他に考え得る病名）	
病　　　状 （全身状態の評価、治療 により改善すべき点等）	
治　療　計　画 （定期的検査、日常生活 機能の保持・回復、入院 治療の目標等を含む）	□クリニカルパスによる計画的治療（□計画書別紙）
検査内容及び日程	
手術内容及び日程	
推定される入院期間	～
特別な栄養管理の必要性	有：別紙（栄養管理計画書）にて説明　　　・　　　無
看　護　計　画	□別紙（看護計画用紙またはクリニカルパス）にて説明
リハビリテーション の計画	あり　　　　　　なし　　　　　状態を見て決定　　　未定
薬 剤 管 理 指 導 （薬の説明等を含む）	実施に同意する　　　　　　実施に同意しない
その他	

注1）　病名等は、現時点で考えられるものであり、今後検査等を進めていくにしたがって変わり得るものです。
注2）　入院期間については、現時点で予想されるものです。

　　　　　　　　　　　　　　　　　　（主　治　医）　　　　　　　　　　　　　　　印

説明を受けた日
　　　平成　　　年　　　月　　　日　　（本人・家族）

入院診療計画書の定型書式
「入院診療計画書」は画一的な内容記載とならないように注意すべきである。

Question 32

載欄で書ききれなかった診療計画等を補足説明するためのスペースですが，現実的には看護計画などの追加説明が主体になるものと考えます。ただし，記載欄が比較的限られていることもあり，先に述べたように，看護計画や栄養管理計画，リハビリ計画などは別の書式で説明し提供している施設がほとんどかと思われます。

入院診療計画書に関して医師事務作業補助者の役割を要約すると，1週間以内に同文書が確実に記載され説明ののち手渡されたか確認することと，可能な範囲でよいので，多くの患者さんに共通する記載事項等を事前に下書きしておくくらいのことかと考えます。ただし，地方厚生局による個別指導などの場で，多くの医療機関が画一的な入院診療計画書を作成していると指摘され指導対象となっていることは知っておくとよいです。

③医師事務作業補助者の実務 〜文書作成業務での疑問〜

手術や検査等の「説明書・同意書」の記載支援を医師事務作業補助者が行ってもよいのでしょうか？

Answer

　手術や侵襲的検査等を実施する際の説明と同意取得のプロセスは，日常診療の中できわめて重要かつ大切なものと考えます。大学病院等での過去の医療事故などを契機に，特定機能病院の「承認要件」の見直しが2017年末に行われました。その内容は多岐に渡りますので詳細な説明は省きますが，インフォームド・コンセント（Informed Consent：IC）関連では，病院内にICの管理責任者を配置して院内における実施状況をモニタリングするといったことなどが定められました。したがって，多くの病院でまず急がれることは，院内書式の標準化と実施プロセスのモニタリングかと考えます。それらの作業が終了して定型的なICプロセスが運用されるようになれば，医師事務作業補助者として当該文書の記載支援を行うことも一定程度可能かもしれません。ただし，下段の右側に示すような項目内容が説明書や同意書にただ含まれていればよいわけではありません。実際には，診療録の記載内容に関する「量的点検」や「質的点検」の実施場面において，具体的な説明事項や同意取得のプロセスについて本質的な評価が今後求められてくる気がします。そういった面では，医師事務作業補助者

医師事務作業補助者が「説明」の場に立ち会った際に必要な確認事項

1）説明日時
2）説明場所
3）立会人（担当医・患者［家族］・その他の立会者）
4）説明内容
　・診療行為（手術・麻酔・検査・処置・特殊治療など）あるいは病状説明など
　・説明内容の要約（別紙「説明書」等も参考に）
5）患者・家族等の反応（「同意」の有無・精神的変化など）
6）「説明書」と「同意書」の有無
7）その他

説明書および同意書に含まれているべき内容

（1）診療行為の名称
（2）目的
（3）具体的方法
（4）予想される効果
（5）合併症等の可能性
（6）その診療を行わなかった際の予後予測
（7）同意しない権利の保証
（8）同意しても撤回できる権利
（9）セカンドオピニオンを受ける権利の保証
（10）その他
　※「説明」と「同意（書）」のタイムラグへの配慮など

「説明と同意」の場面で注意しておくべき事項
「説明書・同意書」の標準化とICが行われた際の記録記載が重要となる。

Question 33

がこの領域に深くかかわることには限界があるように感じます。

　そのほか，ときに話題にあがることとして，手術や侵襲的検査等における説明時の「立会人」問題があります。患者さんに対して医師が重大な説明を行う際には看護師が原則立ち会うとしている医療機関は少なくないのですが，現実的には，立ち会うべき看護師が忙しくて対応できないといった状況がよく起こります。そのような際に，医師事務作業補助者がただ座っていればよいのかということが，ときに議論となります。立ち合いの目的がなんなのかわからないままの「同席」にどこまで意味があるのか不明ですが，もしそのような場面に出会うことがあれば，前ページ下段の左側にある事項についてメモしておくことが望まれます。実際，医師事務作業補助者は看護師のように患者さんの気持ちに寄り添い権利擁護（アドボケイト：advocate）に努めることはできないでしょうが，立ち会いができなかった看護師さんに一定の情報提供を行うことでチーム医療の一員として貢献することは可能かと考えます。

③医師事務作業補助者の実務 ～文書作成業務での疑問～

Q34 「退院時要約」を記載する際の注意事項はなんですか？

Answer

　そもそも，医師に対してですら，「退院時要約」や「中間サマリー」等の記載を求める法的根拠は乏しい状況があります。実際，医師法第24条には「医師は，診察をしたときは，遅滞なく診療に関する事項を診療録に記載しなければいけない」と明記され，保険医療機関および保険医療養担当規則第22条には「保険医は，患者の診療を行った場合には，遅滞なく，様式第一号又はこれに準ずる様式の診療録に，当該診療に関し必要な事項を記載しなければならない」と記されてはいるものの，これらは診療録に関する全般的な記載義務を謳ったものであり，退院時要約や中間サマリーに言及したものではありません。その一方で，多くの医師は，専門医等の取得に向けて，自身が経験した症例のサマリー（要約）をデータベースとして保管したいという思いを持っています。そのような背景のもと，2014年度の診療報酬改定において，従前から存在した「診療録管理体制加算」の要件に専任職員の配置と「退院後14日以内」に退院時要約が9割以上作成されていることなどを加えた「診療録管理体制加算1」が新設されたことで，病院経営層や病院管理職からは医師事務作業補助者を使ってでも退院時要約を完遂させることへの動機づけになったものと考えます。

　本来，その種の診療要約は退院した患者さんが急変等で外来受診したときに担当医とは異なる医師が診察する際の情報源として，あるいは，長期入院している患者さんの過去の経過をまとめた記録としての価値があるものです。そのような本質的な価値観と専門医申請の際に必要なデータベースとしての価値が合致すればよいのですが，退院時要約記載への医師のモチベーションは高まりにくく，単に「診療録管理体制加算1」を取得するために14日以内の（ときとして簡素かつ粗雑な）記載がなされているように感じます。そのような状況下，医師事務作業補助者が代行記載した退院時要約だから質が悪くてもよいと言われないように，各疾患や疾病等に関する知識を高めていくことが大切です。

　診療録という視点では，退院時要約において重要な記載項目として通常「傷病名（診断名）」と「診療経過」，「転帰」があげられます。傷病名に関しては，とくにDPC対象病院の場合，「入院の契機となった病名」のほか「医療資源を最も投入した病名」，「入院中に発症した合併症名」，「病理結果等を反映した最終病名」などがありますが，

79

Question 34

医師が診療録を記載するうえでの法的根拠の一例

（医師法第 24 条）

医師は，診療をしたときは，遅滞なく診療に関する事項を
診療録に記載しなければならない。

2 前項の診療録であって，病院又は診療所に勤務する医師の
した診療に関するものは，その病院又は診療所の管理者に
おいて，その他の診療に関するものは，その医師において，
五年間これを保存しなければならない。

（保険医療機関及び保険医療養担当規則第 22 条）

保険医は，患者の診療を行った場合には，遅滞なく，様式
第一号又はこれに準ずる様式の診療録に，当該診療に関し
必要な事項を記載しなければならない。

「退院時要約」の記載は法的に義務づけられているわけではない。

入院直後に入院診療計画書などで患者さんに説明した病名や最終的な DPC コードの
根拠となる病名との整合性が必要となることもありますので，不明な際には診療情報
管理士や診療報酬請求係の担当者等に確認を行うことが大切です。診療経過に関して
は，入院前の経過および入院中に行われた手術等を含む各種診療経過を時系列で記載
すればよいのですが，手術術式には K コードを付記するなどして，後日の診断書・
証明書等の記載に役立つような工夫があってよいように思います。検査結果や画像所
見などをどこまで盛り込むのかは判断が難しいかもしれませんが，「要約」とされて
いる以上，あまり冗長的な文書になるのは現実的でない気がします。「転帰」につい
ては，医師事務作業補助者が普段代行記載している診断書や証明書等の「転帰」とは
整合性が合わないこともありますが，一般的には「治癒」・「軽快」・「寛解」・「不変」・
「増悪」・「死亡」のどれかを選択すればよく，判断に迷う場合には担当医にも確認を
行ってください。

④医師事務作業補助者の実務 〜代行入力を行ううえでの疑問〜

Q35 「代行入力」とは，具体的にどういった行為を指すのでしょうか？

Answer

　代行入力とは，文字通り解釈すれば，入力作業を別の者が代わりに行うことですが，医療現場ではパソコン画面に向かってキーボードを打つ操作をイメージしているはずです。いわゆる電子カルテシステムを導入している医療機関のなかには，検査・処方・予約等をオーダリング操作で行い診療記録は紙カルテに記載している施設から，ほとんどの診療業務をペーパーレスで行っている施設まであります。また，外部から依頼される各種診断書や証明書なども含め，ほとんどの医療関連文書を電子カルテ画面で作成している施設も増えてきています。そのような状況下，代行入力という行為を，なぜ（Why），誰が（Who），何を（What），どこで（Where），どのように（How），いつ（When）という切り口で考えてみるのも面白いと思います。

　「なぜ」に関しては，当然，医師の業務負担軽減が一番の理由でしょうが，外来等の診察現場では，医師には患者との応対に集中してもらいたいという思いが現実的なニーズとしてあるように感じます。また，カテーテル・インターベンション治療や救急外来の現場などでは，診療と同時に記録を残しておきたいという状況（需要）もきっとあるはずです。「誰が」については，本書の読者でもある「医師事務作業補助者」による代行入力が期待されるわけですが，病院によっては看護師等による対応がなされている場合もあるかと思います。「何を」に関しては，「どんな領域を」とも言えますが，通常の診療録記載のほか，検査や処方等のオーダ，予約オーダなどが対象業務として考えられます。「どこで」については，通常，診察現場において担当医の横で業務を行うことが多いのでしょうが，医療文書などに関しては別室での代行入力もよく行われています。「どのように」とは，方法論とも言えますが，パソコン画面を2台使用し医師と代行入力者で役割を分担するスタイルと，1台のパソコン画面を交互に使用するスタイルなどが考えられます。「いつ」には，代行入力が診察と同時に（リアルタイムに）行われるか否かという視点と，代行入力の確認（承認）をどのタイミング（そのつど，1患者ごと，診察終了後など）で行うのかという視点があります。それら5W1Hのうち，「何を」，「どのように」，「いつ（承認のタイミング）」という3項目がとくに重要なポイントかと考えますが，この「Q&A」では，主に代行入力する業務範囲（何を）について解説します。

Question 35

　ほぼペーパーレスで運用されている電子カルテシステムの医療機関であれば，1)診療録の記載，2)検査予約，3)処方オーダ（「院外処方箋」発行を含む），4)予約入力，5)医療文書の記載などが代行入力の対象（業務範囲）として考えられますが，そのなかのどの業務を医師事務作業補助者が行うのか（行わせるのか）の判断はとても重要です。当然，「なぜ」ということにリンクする話ですが，多くの医療機関（とくに病院）では医師の人数に比して医師事務作業補助者の数は少ないものと考えます。すなわち，すべての医師の「右腕」にはなれないことを前提に，医師事務作業補助者に依頼する業務範囲を決定していかなければなりません。また，大学病院のような教育機関では，臨床研修医など若手の医師にとって診療録記載を含む電子カルテ操作は大事な学びの場であることも忘れてはいけません。確かに，パソコン操作に不慣れな高齢医師の横では入力支援が必要な場合もあるでしょうが，医師事務作業補助者も限られた資源であることを再認識することは案外重要です。

　そのほか，代行入力の実施範囲を考えるうえで医療安全という視点は絶対に外してはいけません。このあとのQ&Aでも少しずつ触れていきますが，代行入力が誤って行われた際に（なおかつ医師の確認・承認が遅れた場合），患者さんに重大な被害を及ぼしそうな診療プロセスでの代行入力実施には慎重であるべきです。たとえば，医療文書の代行記載で誤記があった場合，保険会社からのクレームや問い合わせ等は来るかもしれませんが，処方オーダの代行入力を誤り（医師が承認する前に）看護師が与薬を行ってしまったことでの医療事故に比べれば軽微なトラブルとして対応できるはずです。そういった観点で考えると，「診療録の記載」と「医療文書の記載」，「予約入力」，「検査オーダ」などは（致命的な事態となる前に）代行入力ミスへの対応がある程度できそうですが，「処方オーダ」の代行入力には現場での運用を確実に把握・管理したうえでの実施判断が求められます。

代行入力でも重要になる５Ｗ１Ｈ

なぜ（Why）	医師の業務負担軽減
	患者との会話重視，診療行為の集中
誰が（Who）	医師事務作業補助者ほか
何を（What）	診療録記載，検査オーダ，処方オーダ
	予約オーダほか
どこで（Where）	医師の横で，別室で
どのように（How）	２台のPCで，承認システムを用いて
いつ（When）	診療と同時進行，診察終了後

物事を系統的に捉えるときには５Ｗ１Ｈで

④医師事務作業補助者の実務 〜代行入力を行ううえでの疑問〜

Q36 紙カルテへの「代行記載」と電子カルテでの「代行入力」はどう違うのですか?

Answer

　電子カルテシステムにおける「代行入力」に関しては「Q&A 35」でも触れましたが，紙カルテで動いている医療機関での「代行入力」,「代行記載」についてはいろいろな状況（ケース）が考えられそうです。紙カルテの医療機関であっても，検査オーダや処方箋発行などをオーダリング画面で行っていれば，「Q&A 35」で説明した電子カルテシステムにおける対応と同様な判断が必要だと思います。また,「代行記載」という点では，医療文書などを事務職員が手書きで代筆し担当医の確認を得て押印をもらうといった流れはこれまでもありました。ただし，従前からの紙カルテを，診察（診療）現場において，担当医ではなく横に座っている医師事務作業補助者が代筆するというスタイルはきわめてまれな状況だと思われます。

　紙カルテを記載する際の一般的な注意事項は以下に示しておきますが，電子カルテとの根本的な違いとして，一度ボールペンなどで記述した記録（記載内容等）を（先に記載してあった内容がわからない形で）消去してはいけないという絶対的なルールがあります。一方，電子カルテで医師事務作業補助者が初回入力した記載内容については,「承認システム」が確実に機能していれば，担当医が確認（承認）ボタンを押さない限り「確定記録」としては残らないはずです。逆に言えば，担当医がいったん承認した記録に関しては，その後，上書修正を行ってもそれ以前の記載内容はログとして残っています。紙カルテでは，事務職員がボールペンで書いてしまった文章を「承認しない」場合でも，二重線で消すしか方法がないのとは対照的です。そのほか，紙カルテにおいては，診療場面ですぐに記録・記載ができない場合，一定幅の空白（スペース）を置いて後から記載するといったことが現実的には可能です。

　電子カルテの3原則については後述しますが，ここでは,「真正性」の担保という面で電子カルテと紙カルテとの違いがわかれば十分です。いずれにせよ，紙カルテが主体の医療機関であれば，オーダリング対応としての代行入力と医療文書等の代行記載（代筆）が医師事務作業補助者の主たる業務になるものと考えます。

Question 36

診療録を記載する際の注意事項（紙カルテ・電子カルテ）

- ✔ ボールペンかインクを使用する（鉛筆は×）
- ✔ 訂正は2重線で既述のものが見えるように修正（サインまたは印）
- ✔ 既述のものを隠さない
   （上から検査結果のコピー紙などで貼りつぶさない）
- ✔ 改ざんは犯罪である（追記はOK）
- ✔ そのときに記載できなければ，後日の追記はOK
   （追記時間，サインを残す）
- ✔ 読みやすい，丁寧な字で書く
- ✔ 一般的でない略語は使わず，原則日本語で記載
- ✔ 長い入院になったら中間サマリーを記載

※上記は，「紙カルテ」を含む注意事項であり，電子カルテでは該当しない内容も含まれる。

- ✔ 診療のつど毎日書く（「著変なし」でもOK）
- ✔ カルテは指導医とのチャットではない！
- ✔ 指導医のチェックがなければ依頼するくらいのつもりで
- ✔ 感情的記述はしない（「でぶ」は×, 150cm・80kgはOK）
- ✔ 誤解を招く記述はしない（客観的記載に心がける）
- ✔ 検査，処置が必要であった根拠の記載となる
- ✔ 施行した手術や処置の記録ともなる
- ✔ 診療録は自宅に持ち帰らない（USBも含めて注意）
- ✔ 診療録は法的証拠となりうることを認識する
- ✔ 保険診療と自費診療は別の診療録とする

- ✔ 傷病名としてのMEDIS・ICD10を理解する
- ✔ 傷病欄には転記ならびに転記日を記載する
- ✔ 患者・家族に説明した記録は残す（相手にコピーを渡す）
- ✔ 看護師，薬剤師，リハビリ等，多職種との情報共有に努める
- ✔ 「退院時サマリー」は早く完成させる
- ✔ サマリーは将来の専門医受験の際に必要
- ✔ 電子カルテは自分のIDとパスワードでログインする
- ✔ なりすましできるシステムも問題だが，ログは残っている
- ✔ 院外へUSBデータとして持ち出し紛失すると大問題
- ✔ 模範的診療録を記載する上司を探そう！

　紙カルテの記載ルールを理解することが，電子カルテシステムの上手な運用ならびに活用へとつながっていく。

④医師事務作業補助者の実務 〜代行入力を行ううえでの疑問〜

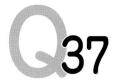

Q37 医師が書くべき診療録を，医師事務作業補助者が「代行記載（代行入力）」してもよい法的根拠はあるのですか？

Answer

　2007年12月28日の厚生労働省医政局長からの通知（医師及び医療関係職と事務職員等との間等での役割分担の推進について）において，医師・看護師等の医療関係職と事務職員等の役割分担に関して一定の方向性が示されました。そこには，診断書や診療録のように医師の診察等を経たうえで作成される書類は，基本的に医師が記載することが想定されているものの，一定の条件のもとで，医師に代わって事務職員が記載等を代行することも可能であると明記されています。具体的には，診断書，診療録および処方箋の作成において，「医師が最終的に確認し，署名することを条件に，事務職員が医師の補助者として記録を代行することも可能である」としています。また，主治医意見書の作成に関しても，「医師が最終的に確認し署名することを条件に，事務職員が医師の補助者として主治医意見書の記載を代行することも可能である」と記されています。さらに，診察や検査の予約なども，「その入力に係る作業は，医師の正確な判断・指示に基づいているものであれば，医師との協力・連携の下，事務職員が医師の補助者としてオーダリングシステムへの入力を代行することも可能である」としています。そのほか，診療報酬請求書の作成や書類・伝票類の整理といった従前から事務職員が行っていた書類関連業務にも言及するなど，これまで以上に，医師や看護師等をより専門性の高い業務領域に集中させていく方向性が示されています。

　上記通知をそのまま解釈すれば，かなり多くの事務関連業務を医師事務作業補助者等に委ねてよいことになりますが，各施設の人員体制やシステムの対応状況などとも関係しますので，現実的な運用判断は各施設で行っていくしかありません。実際，通常の診断書や証明書，介護保険主治医意見書等の代行記載や診療録の代行入力などは問題が少ないように思えますが，「処方箋の作成」等に関しては各施設の実態に沿った対応判断が望まれます。

　いずれにせよ，電子カルテシステムの中で代行入力を行うにあたっては，「電子カルテの3原則」，とくに「真正性」に関して確実に保証されていることが大切です。

Question 37

電子カルテの３原則

・**真正性**
　作成された記録の書き換え・消去等が防止されている。あるいは，修正時に，修正前の記録が確認できる（いつ・誰が）。
　記録作成の責任の所在が明確である。

・**見読制**
　記録がただちにはっきり読める。すぐに印刷できる。

・**保存性**
　記録された情報が，法令などで定められた期間，真正性と見読性が保たれている。

電子カルテの３原則のうち最も重要なものは「真正性」である。

④医師事務作業補助者の実務 〜代行入力を行ううえでの疑問〜

Q38 医師事務作業補助者が「代行入力」すべきでない場面はどんな状況のときでしょうか？

Answer

　医師の診察記録（診療録）や外部（患者・家族等）から記載依頼がなされた医療文書（各種診断書・証明書）等に関しては，医師事務作業補助者が代行入力・代行記載することに大きな問題はありません。その理由は，担当医によって確実な確認・承認がなされる（だろう）ということもありますが，仮に医師による確認が不十分でも当該患者への身体的影響は比較的少ないものと思われるからです。その一方で，処方オーダを中心とする「指示」業務に関して，医師事務作業補助者の代行入力に対し医師がすみやかに確認・承認を行ってくれない（行えない）環境下では実施すべきでないと考えます。実際，医師事務作業補助者の代行入力に対して担当医の承認が1日の診療終了後に行われ，入力内容の確認がなされたときにはすでに看護師ほかの職員が指示に従って診療行為を行っているといった状況があってはいけません。そのような状況のもと医療事故が発生した場合には，医師事務作業補助者にも「指示」の実行者としての責任が問われかねないからです。本来であれば，そのような運用プロセスは看護

電子カルテで代行入力を行う場合に守るべきこと

```
◆「入力→確定→登録」の流れ
    入力者・確定者氏名等の識別情報
    信頼できる時刻源による作成日時の担保
  「記録の確定」は確定権限を持った者が行う
◆代行入力の承認機能
・代行入力を実施する場合，具体的にどの業務に適用するのか，
  また誰が誰を代行してよいのかを運用管理規程で定めること
・代行入力が行われた場合には，誰の代行が誰によっていつ行わ
  れたかの管理情報が，その代行入力のつど記録されること
・代行入力により記録された診療録等は，できるだけ速やかに確
  定者による「確定操作（承認）」が行われること
  （内容の確認を行わずに確定操作を行ってはならない）
```

　電子カルテにて代行入力を行う際に最も重要なポイントがここに記されている。

87

部からも問題視される（「待った」がかかる）べきなのですが，形骸的な指示出し・指示受けプロセスで動いている施設もときに見かけますので注意が必要です。

　医師事務作業補助者による処方指示の代行入力に関しては，医師による確認・承認がすみやかに行われているとしても，問題視すべき点は少なくありません。実際，病院の中で臨床研修医にすら単独での実施を認めていない指示等（抗がん剤の処方など）を，医師事務作業補助者に代行入力させるということ自体に問題があると考えます。どのような場合でも医師の確認と承認がなされるのは当然のことですが，それでも医療関連事故は起こります。そのような際に，医師事務作業補助者には責任の追及が基本的に及ばないような事前対応策が望まれます。

　電子カルテにおける代行入力の実施にあたっては，システム仕様としての「承認システム（代行入力機能）」の問題がつねに話題にあがります。承認システム（代行入力機能）に関しては，このあとの「Q&A 39, 40」でも言及しますが，病院のシステムとして，医師の確認や承認が記録（ログ）として残らない医療機関での代行入力（とくに指示オーダ）には慎重な対応が望まれます。実際，厚生労働省の通知でも，「承認システム」を備えていない医療機関での医師事務作業補助者による代行入力業務には制限をかけています。

④医師事務作業補助者の実務 〜代行入力を行ううえでの疑問〜

Q39 自施設の電子カルテには「承認システム」がないのですが，どうすればよいですか？

Answer

　最初に押さえておきたいことは，厚生労働省が当然関与している「医師事務作業補助体制加算」の施設基準において，「医師事務作業補助者が電子カルテに入力する場合は代行入力機能を使用し，代行入力機能を有しないシステムの場合は，業務範囲を限定し，医師事務作業補助者が当該システムの入力業務に携わらないこと」と明記している点です。ここで言う「代行入力機能」が具体的にどのようなものであるのか（あるべきなのか）明確な定義はなされていませんが，厚生労働省が推奨する「医療情報システムの安全管理に関するガイドライン」には，「医療機関等の運用上，代行入力を実施する場合には，必ず入力を実施する個人ごとに ID を発行し，その ID でシステムにアクセスしなければならない。また，日々の運用においても ID，パスワード等を他人に教えたり，他人の ID でシステムにアクセスしたりすることは，システムで保存される作業履歴から作業者が特定できなくなるため，禁止しなくてはならない」といった記載があります。とはいえ，医師事務作業補助者が個人で ID を持つだけでは，入力者の識別や認証が担保されたに過ぎません。最も重要なことは，「下書き」入力を確定し「記録」として保存することで電子カルテの「真正性」を保証するに

医師事務作業補助体制加算の施設基準（2018年）（一部抜粋）

［通則（5）エ］
電子カルテシステム（オーダリングシステムを含む。）について，「医療情報システムの安全管理に関するガイドライン」等に準拠した体制であり，当該体制について，院内規程を文書で整備していること。特に，「成りすまし」がないよう，電子カルテシステムの真正性について十分留意していること。医師事務作業補助者が電子カルテシステムに入力する場合は代行入力機能を使用し，代行入力機能を有しないシステムの場合は，業務範囲を限定し，医師事務作業補助者が当該システムの入力業務に携わらないこと。

　電子カルテシステムにおける「代行入力機能」の有無を再検証することが大切である。

あたり，確定権限の所在を医師のみに限定するのか，医師事務作業補助者にも与えるのかという点であり，それにより代行入力業務の妥当性（安全性）が大きく変わってきます。

医師事務作業補助者が確定権限を持たなければ，仮に誤った指示入力や不適切な記事入力があったとしても，確定権限を有する医師の「確定」実行がない限り「指示」としての情報伝達は行われませんし，最終的な「記録」としての保存もなされません。その結果，医師事務作業補助者の行為が「代行入力」として法的にも守られることになるのですが，そのような適切なシステムが整備されている医療機関ばかりではなく，システム整備が不十分なまま代行入力業務を行っている施設もあるようです。

現状として，電子カルテシステムにおける「代行入力機能」や「承認システム」の理想形は定まっていないように思われます。そのような状況下，今後のシステム開発をゆっくり待つという対応策もあるのでしょうが，「医師の働き方改革」の中でタスクシフト・タスクシェアの推進が求められていることを考えると，各施設でどのような流れであれば代行入力が可能なのか，業務範囲の検討や運用面での工夫を図っていくしかないように思います。

④医師事務作業補助者の実務 〜代行入力を行ううえでの疑問〜

Q40 「なりすまし」とは，どういった行為を指すのでしょうか？

Answer

「なりすまし」とは，本来，他人の名前を勝手に使うことでお金儲けをしたり，他人のふりをして好き勝手に行動することですが，その種の事例は現在さまざまな領域で問題視されています。最近話題にあがっているものだけでも，Twitter やFacebook など SNS での「なりすまし」やインターネットサービスにおける ID・パスワード取得による「乗っ取り」行為，見ず知らずの高齢者に対して身内になりすまし資産情報等を聞く「アポ電」などの事案が存在します。SNS やインターネット上の「なりすまし」を直接取り締まる法律はないとのことですが，それがもとで実質的な被害が生じれば，「名誉毀損罪」の対象になることや「詐欺罪」などに相当することはあるようです。

医療機関において，悪意による電子カルテシステム上の「なりすまし」行為は通常ないものと考えますが，自らが「なりすます」という行為に加担するだけでなく，自身で立ち上げたパソコン画面が「なりすまし」の引き金にならないような対応配慮も大切です。一般に，医療機関における電子カルテシステムには職種ごとに明確な利用権限が設定されています。通常，処方等の「指示」ができるのは医師のアカウント（医師によるログイン）のみであるべきですが，代行入力機能がない電子カルテシステムの医療機関では，医師事務作業補助者にも医師と同等の権限を与えているといった話を聞くことがあります。医師事務作業補助者が悪意を持って「なりすます」ことは当然ないでしょうが，誤操作等が原因だとしても，誤った指示が看護師ほかに伝達されることがあってはいけません。医師事務作業補助者の多くはシステム関連のことに疎いかもしれませんが，自施設のシステム環境がどうなっているのか，ある程度は関心を持っておくことが大切です。

「Q&A 39」でも少し触れましたが，「代行入力機能」や「承認システム」がない医療機関では，医師が（自分自身の ID で）立ち上げた電子カルテを医師事務作業補助者に代行入力させるといった対応がときにあると聞きます。現実的な方策（手段）として仕方がないのかもしれませんが，担当医の ID・パスワードが厳格に管理されているという前提のもと，そこでの代行入力（入力操作）者が誰であるのか名前を残しておく配慮なども必要かと思います。厚生労働省の「医療情報システムの安全管理に関

Question 40

医師事務作業補助者が電子カルテを使用する場合の注意事項

- 必ず自分のIDとパスワードでログインすること
  （将来は，フェリカ・生体認証等によるログインが推奨される）
- 利用終了時は必ずログオフすること
  （「なりすまし」に加担しないための自己防衛）
- 業務（研修）に関係ない情報は見に行かない
  （患者ごとのアクセスログはつねに監視されている）
- 外部からウイルスなどを持ち込まない
  （USBメモリ等の記憶媒体はウイルスチェックを確実に）
- スキャン後の紙文書の処理にも気をつける

電子カルテシステムにおける「なりすまし」は犯罪に近い行為である。

するガイドライン」に沿って考えると，そのような状況下の医師事務作業補助者は自身のID・パスワードでログインしていませんので入力者として本来認められないのでしょうが，医師事務作業補助者としてオンライン上での存在記録を残しておくことも大切な気がします。遠い昔には（あるいは，今でもあるかもしれませんが），キーボードが打てない高齢医師の傍らで手慣れた事務職員が代わりに入力するといった応対がよくあったように思います。そのような場面では，事務職員は単に医師の手（または指）の代わりになっただけであり，代行入力ではなく「入力支援（お手伝い）」との解釈もあったようですが，そのような対応をしなくても適切に機能するシステムの開発が望まれます。

⑤医師事務作業補助者の教育とキャリアパスに関する疑問

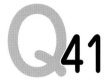 「32時間研修」について教えてください。病院の中で，仲間内にて学習（勉強会）をするようなスタイルでもよいのでしょうか？

Answer

　「医師事務作業補助体制加算」の算定要件として課せられた「32時間研修」に関しては，「○○団体が行う研修会を受けるように」といった明確な規定はありません。施設基準の中の文書には，責任者が医師事務作業補助者を新たに配置してから6カ月間の研修期間を設け，その6カ月の研修期間内に32時間以上の研修（医師事務作業補助者としての業務を行いながらの職場内研修を含む）を実施するということと，その研修内容には下記の項目内容が含まれていることとの記述がある程度です。とはいえ，「医師事務作業補助体制加算」は，新規の入院患者さんに最大920点算定できる大きな診療報酬請求項目であることから，個別指導や適時調査などでは施設基準の遵守状況が必ず確認されます。具体的には，当該研修期間が採用後6カ月以内であること，研修内容が適切であることなどは当然ですが，教育担当者が誰であり，どのような教育プログラムのもと（研修の出欠管理等も含む）32時間以上の研修が行われたか，施設管理責任者等が承認した文書（修了証書）があるのかといったことなどが説明責任として問われます。

　現在，全国的に開催されている32時間研修としては，「日本病院会」や「全日本病

医師事務作業補助体制加算の施設基準（一部抜粋）

第4の2　医師事務作業補助体制加算
研修の内容については，次の項目に係る基礎知識を習得すること。また，職場内研修を行う場合には，その実地作業における業務状況の確認及び問題点に対する改善の取組みを行うこと。

ア　医師法，医療法，医薬品医療機器法，健康保険法等の関連法規の概要
イ　個人情報の保護に関する事項
ウ　当該医療機関で提供される一般的な医療内容及び各配置部門における医療内容や用語等
エ　診療録等の記載・管理及び代筆，代行入力
オ　電子カルテシステム（オーダリングシステムを含む）

32時間研修には上記項目内容が確実に含まれている必要がある。

院協会」が主催しているものがよく知られています。実際には，2日間の座学研修とレポート提出（試験）とで構成されており，参加費としては3万円程度が必要です。医師事務作業補助者には離職者や中途採用者なども多く，医療機関における32時間研修の需要は一年中あることを考えると，その種の外部研修は費用対効果的にも決して悪いものではないと考えます。ただし，東京や大阪などでの開催が多く，地域の医療関係者にしてみると，旅費や宿泊費などの負担が案外重たく感じるようです。

　そのような意味では，自施設内での32時間研修の実施が望まれるところですが，問題となるのは，教育担当者にとって使いやすいテキストの存在と一定程度のスキルを有した教育担当者の確保です。32時間研修のテキストに関しては，著者が執筆した「医師事務作業補助者のための32時間教本〜くりかえし読んでほしい解説書〜」を，ぜひとも活用していただきたいところです。なお，同テキストは，先に述べたような病院団体の研修とは異なり，臨床現場での実務にもかなり踏み込んだ内容構成になっています。また，一章を1時間ずつかけて学んでいけば，自然と32時間（32章）の研修（学習）が修了できるテキストになっています。自施設で32時間研修を行う際の最も大きな問題は教育担当者の確保です。医師事務作業補助者の上司である（ことが多い）医事課系の職員は，必ずしも医療関連の法律や診療現場全般について詳しくありません。医師が教育担当者として若干でも参加してくれると院内研修は一気に充実するのですが，そのような恵まれた施設はあまりありません。そういった意味では，医師事務作業補助者の教育に対して診療情報管理士が深くかかわってくれることを望みたいところです。いずれにせよ，32時間研修では時間管理が重要であり，参加者の途中退席等も含む出欠記録を確実に残しておくことが大切です。最終的には，病院長など施設管理者が承認した「研修修了証書」等を発行することで，自施設での32時間研修も対外的に十分認められます。実際，著者の施設でも，10人弱で一斉に32時間研修を始めた際に先述したテキストを使用しましたが，研修修了証書を病院長名で発行したことで適時調査等での指摘はまったくありませんでした。

⑤医師事務作業補助者の教育とキャリアパスに関する疑問

Q42 「32時間研修」をすれば、あとは何もしなくてもよいのでしょうか？

Answer

　「32時間研修」は、医療機関が「医師事務作業補助体制加算」を申請ならびに算定する際に、施設基準の要件として課せられた最低限の研修に過ぎません。したがって、医師事務作業補助者として、32時間研修のみでその後も自然に成長していくことは困難です。実際、診断書や証明書等の記載業務に関しては時間が経てば一定レベルの対応が可能でしょうが、日常診療の中で周りから期待される支援業務が少しずつ増えていくと、新しいことを継続的に学ばない限り自身のスキルや知識等は高まりません。たとえば、32時間研修で必須の学習項目である「個人情報保護」の領域でも、2年前に大きな法律改正がありました。また、診療報酬制度も2年に1回改定されています。そういった面からも、医師事務作業補助者には「生涯学習」が期待されるところですが、その教育環境は必ずしも充実していません。医師であれば学会や研究会等に参加して自身が発表することなども珍しくありませんが、医師事務作業補助者の場合、給与等の待遇面であまり恵まれていないこともあり、その種の行動を起こすことへのハードルは案外高いように感じます。ちなみに、医師事務作業補助者向けの学会や研究会等については「Q&A 44」を参考にしてください。また、自施設で勉強会を開催する際のポイントは「Q&A 43」で触れたいと思います。

　医師事務作業補助者だけでなく、すべての社会人は生涯学習や生涯教育の場を通じて成長します。その際、教育の世界では「資質」と「能力」という言葉（用語）がよく用いられますが、それらは「知識・技能」、「態度」、「思考力」の3領域からなるとされています。ときに、資質は先天的なものであり、能力とは異なって伸ばせるものではないという意見もありますが、資質

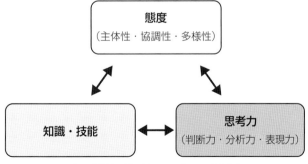

生涯学習で伸ばしていくべき3領域
すべての職種において「生涯学習」は必須である。

Question 42

の向上に教育環境が大きく影響することは間違いありません。医師事務作業補助者として成長するためにも，先に述べた3領域での継続学習と教育環境等の整備が望まれます。

⑤医師事務作業補助者の教育とキャリアパスに関する疑問

Q43 自施設の中で勉強会を開催したいのですが、どうしたらよいのかわかりません

Answer

「Q&A 42」でも触れたように、医師事務作業補助者にとって生涯学習は必須かつ重要です。その一方で、地域には当該職種向けの教育・研修環境がそれほど用意されておらず、自施設の中での研鑽や勉強会等は学びの場としてとても大切です。しかし、実際に勉強会を企画・開催しようとすると、開催日時の決定や講師選定などで迷うことも少なくないはずです。「医師事務作業補助体制加算」の施設要件でもある「32時間研修」に関しては勤務時間内での研修が保証されているからよいのですが、その後の生涯学習を勤務時間内に院内勉強会として企画することは必ずしも容易でありません。病院側にしてみれば、採用形態等に関係なく、勤務時間内には医師事務作業補助者としての業務をフルに行ってもらいたいと考えるのが当然です。その結果、自主的な勉強会は勤務時間外での開催となりがちなのですが、医師事務作業補助者のなかには家庭の主婦なども多く、すべてのスタッフが参加できる勉強会とはならないことがよくあります。

講師の選択や招聘などに関しても、良好な職場環境に恵まれた施設ばかりではないと考えます。組織的に直属の上司である医事課系職員は、医師事務作業補助者に必要な教育全般に長けている人たちばかりではありません。実際、診療報酬請求係の担当者や診療情報管理部門に属する診療情報管理士等に講義を依頼することは可能かと思われますが、医師を含む医療従事者に定期的な勉強会への参加協力を依頼することは容易でないはずです。その背景には、医師の業務負担軽減を行うべき事務職員への教

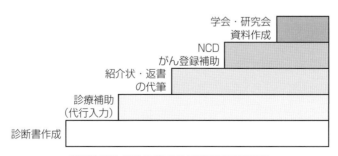

段階を踏んだ生涯学習や目標設定の重要性
医師事務作業補助者に期待される業務内容の一例として

Question 43

育を，ただでさえ忙しい医療従事者に依頼することへの遠慮や躊躇があるように感じます。とくに，医師事務作業補助者が直接支援している担当医には講義等をお願いできても，事務系職員との交流が普段乏しい医療従事者への講師依頼は難しいと思い込んでいるようです。しかし，医師事務作業補助者への教育は，最終的には医師ならびに医療従事者の業務負担軽減につながるわけですから，普段から職種に関係なく職員間の良好な関係構築を図り，気軽に講師依頼等ができる環境作りが大切だと思います。そのほか，自施設内での勉強会の方法として，外部講師を招くだけでなく仲間内での抄読会開催や外部研修等の報告会なども有効かと考えます。さらに，近隣の医療機関で働く同業者とも密な関係構築を図っていくことで，医師事務作業補助者として必要な情報の共有や意見交換などが可能になるはずです。

⑤医師事務作業補助者の教育とキャリアパスに関する疑問

Q44 医師事務作業補助者が参加するとよい学会や研究会にはどんなものがありますか？

Answer

医師事務作業補助者や医療秘書，医療クラークといった名称がついている学会や研究会等は比較的限られています。そのなかで代表的なものを以下に示します。

- 日本医療秘書学会　　　　　　http://society.mts-jp.org/
- 日本医療秘書実務学会　　　　https://jsams.jp/wp/
- 日本医師事務作業補助研究会　http://ishijimu.umin.jp/

上記学会・研究会のうち「日本医師事務作業補助研究会」では地方支部会での活動なども定期的に行われていますので，自施設の近くに都道府県単位の支部会があれば積極的に参加することをお勧めします。そのほか，日本医療マネジメント学会や日本診療情報管理学会などでも，医師事務作業補助者に関係する学会テーマがよく取り上げられています。さらに，都道府県医師会等が主管する医療秘書・医療クラーク関連の研究会や勉強会なども増えています。代表的なものとして，静岡県や山口県，宮崎県などの取り組みが知られています。

医師事務作業補助者の多くは学会や研修会等に参加するにあたり自施設からの経済的支援が十分でなく，遠方地で開催されるイベントなどには容易に参加できません。本来であれば，医師の業務負担軽減を担う医師事務作業補助者に対して，医療機関側が「教育への投資」をもっと行うべきとは考えますが，施設の経営母体や管理者等の考え方によりその対応はさまざまです。病院によっては「発表」を行うならば参加費や交通費などを負担してくれる場合もあるようなので，自施設における研修費用の使用ルールなどは確認しておくとよいでしょう。また，都心部では，医師会等が主催する研修会などが数多く開催されています。そのなかには医師事務作業補助者にもわかりやすく日常診療にて役立つ内容のものがありますので，地域でどんな研修会等が行われているのかリサーチすることも有益かと思います。

私（著者）自身は地元において「静岡県の医療クラークを育てる会」を年3，4回開催しています。静岡県内の医師事務作業補助者や医療秘書等の生涯教育の場として当初企画したものですが，参加費を無料にしていることもあり，毎回100人を超える参

Question 44

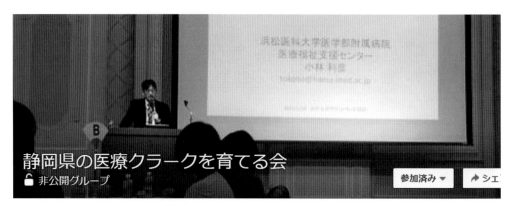

「静岡県の医療クラークを育てる会」の紹介
＊「静岡県の医療クラークを育てる会」の参照サイト：静岡県医師会「医師の業務支援について」
http://www.shizuoka.med.or.jp/doctor/d021
＊「静岡県の医療クラークを育てる会」というFacebookを立ち上げメンバー限定での情報交換を行っています。基本的には，実務者の方と医療クラークを育てることに熱意のある方を管理者（著者）の判断でメンバー登録しています。参加のご希望があれば，アクセスいただく際にその旨のコメントをお願いします。

加者が来場しています。現在は県外からの参加者も受け入れていますので，機会があればお気軽にご参加ください。また，「静岡県の医療クラークを育てる会」という名称でのFacebookも開設しています。同サイトはこの業界で長く働いていこうとする実務者をサポートするために開設したものであり，その旨を理解したうえでコメントを添えてアクセスしていただければメンバー登録いたします。

　いずれにせよ，一施設にとどまっていると学べることにも限界があります。ぜひとも，外の世界を知っていただきたいと思います。

⑤医師事務作業補助者の教育とキャリアパスに関する疑問

Q45 医事事務作業補助者の最終的なゴールはどこにありますか？

Answer

　医師事務作業補助者に限らず，人は Goal（ゴール）の存在なく前に進むことはできません。まずは，その世界に入るにあたり，当該業務や仕事内容等をイメージできる機会や模範的なモデルが欲しいところです。世の中には医療関連の専門学校がたくさんあり「医療秘書」や「医療事務」の資格が取れますと宣伝広告では謳っていますが，やはりロールモデル的な先輩の後姿を見たいものです。実際，専門学校にもある程度の知識やスキルを有した教官はいるのでしょうが，現場で輝くロールモデルにはやはりかないません。また，その次の機会として医療機関からの募集に応じ入職した際にも，ある程度のオリエンテーションや一定期間の OJT は実施されますが，3年後・5年後の将来像を語ってくれる上司はそれほど多くありません。その背景には，入職時の動機や入職者の年齢等がさまざまであることだけでなく，職員を受け入れる医療機関側に明確なキャリアプログラム（キャリアパス）が用意されていないことが大きな要因としてあります。理想的には，1年目はこのような実務研修を行い，3年目にはこれくらいのことができるようになる，5年後・10年後には指導者としてこういった仕事をしてほしいといったキャリアパスを事前に提供できるとよいように考えます。

　実は，これまで，その種のことに関して医療機関の事務部門はほとんど対応できていませんでした。たとえば，病院の医事系部門に属する診療情報管理士や医療情報技師，社会福祉士などに対して，その上司である部門長の多くはキャリア支援や能力評価，人事考課などを十分行ってこなかったはずです。その理由として，医療機関の事務職員は「人を管理する」ことが自らの仕事だと考え，技術等の習得が難しい専門業務は外部委託することで対応してきた経緯があります。実際，病院内には以前から先述したような専門職としての事務職員が少なからずいましたが，彼ら彼女らのキャリアデザインには目をつぶってきたように思います。しかし，基幹病院等を中心に医師事務作業補助者の数がこれだけ多くなると，将来像をも意識したキャリアパスの構築が望まれるのは明らかです。

　残念ながら，現状として医師事務作業補助者のゴールは明確でありませんが，どこかでブレークスルーしなければならないことは間違いありません。私（筆者）は，自身が所属しているということもありますが，その種の対応ができるのは案外大学病院

101

メディカルクラークのキャリアパス

レベル	経験年数	役職	期待基準	教育テーマ
レベル5 (管理職)		管理職	管理者	
レベル4 (専門上級)		リーダー	□メディカルクラークリーダーとしてチームリーダーと協働しマネジメントができる	・リーダーに求められるマネジメント業務を習得する
			□難易度の高い業務に対応できるスタッフを育てる	・患者サービスの質向上や医師の負担軽減に向けた業務の改善力,問題解決力を高める
			□一般社会人としてのマナーの指導のための講師ができる	
			□書類・外来ブースの業務内容・量を把握し適切な配置ができる	・チームマネジメント,リーダーシップ,指導の基本を身につける
			□チームリーダーの業務を把握し業務を遂行できるように見守り,補助する	・専門性を深化,拡大する
			□常に業務の改善案を考え,発信する	
			□スタッフ,上司,医師と適時,報告・相談をし効率的な業務の調整ができる	
			□目標の設定とその実現に向けた活動ができる	
レベル3 (中級後期)	3〜7	サブリーダー	□チームリーダーとして管理者を補佐し,主に業務の管理,スタッフの指導,業務の企画・立案,業務改善ができる	・グループのリーダーに求められるマネジメント業務を習得する
			□実務知識,技能を応用し,難易度の高い業務を手際よく効率的に実施できる	・患者サービスの質向上や医師の負担軽減に向けた業務の改善力,問題解決力を高める
			□他のメディカルクラークからの相談を聞き,適切にアドバイスができる	・リーダーシップ,指導の基本を身につける
			□協働スタッフ,上司,医師へ適時,報告・連絡・相談・業務の調整ができる	・問題解決能力を身に着ける
			□新人や後輩の指導,改善提案にも対応できる	
			□緊急時の対応を適切に行うことができる	
			□マニュアルを作成し,作成したマニュアルの更新,引き継ぎの指導ができる	
			・一般社会人としてのマナーを指導・評価できる	
			□基本姿勢と態度(資料1)にて確認	
			□身だしなみ項目(資料2)にて確認	
			・外来ブースにて	
			□決められた内容・手順で実施し必要な改善点を把握し提案できる	
			・文書下書き時	
			□難易度の高い業務を担当できる	
			□比較的難易度の高い業務の文書作成マニュアルを作成し指導できる	
			□スタッフ作成の文書を添削,問題点の抽出・集計ができる	
レベル2 (中級前期)	2〜5	スタッフ	□自立してメディカルクラークとして業務ができる	・実践的な診療支援技術,知識を習得する
			□基礎的な実務知識,技能を応用し	・現場における状況判断力を高める
			比較的難易度の高い業務にも対応できる	・専門性をより深める
			□他のメディカルクラークからの相談を受けることができる	・改善提案力を高める
			□協働スタッフ,上司,医師へ報告・連絡・相談ができる	・他職種間の調整力を高める
			□マニュアルを作成し,作成したマニュアルを基に引き継ぎができる	・患者,家族の目線に立った対応を考えることができる
			・一般社会人としてのマナーを指導できる	
			□基本姿勢と態度(資料1)にて確認	
			□身だしなみ項目(資料2)にて確認	
			・外来ブースにて	
			□決められた内容を決められた手順で実施できる	
			□予期せぬ出来事・現場のニーズ・状況の変化に適切に対応できる	
			・文書下書き時	
			□基礎的な知識・技能を有し,決められた手順で実施できる	
			□一人で比較的難易度の高くない業務を担当し指導できる	
レベル1 (初級)	1〜2		□6か月以内に医師事務作業補助研修(32時間)を受講する	・医師事務作業補助者の役割を理解する
			□医師事務作業補助者の役割を理解する	・院内の仕組みを理解する
			□院内の仕組みを理解できる	・社会人・組織人としての自覚を養う
			□他のメディカルクラークと円滑な連携を図ることができる	・初期の不安や悩みをフォローする
			□チーム医療の一員としてコミュニケーション・連携を図ることができる	・基本的な医学専門用語や疾患を習得する
			□患者のプライバシーに配慮できる	・医療文書作成の基本を習得する
			□上司へ報告・連絡・相談ができる	・専門性の基礎作りを行う
			・一般社会人としてのマナーが身についている	・患者サービス・接遇の実践力を高める
			□基本姿勢と態度(資料1)にて確認	・基礎的な業務を医師,他部門,多職種と連携し実施できる
			□身だしなみ項目(資料2)にて確認	
			・外来ブースにて	
			□決められた業務を指導を受けながらできる	
			□予期せぬ出来事に対し相談できる	
			・文書下書き時	
			□指導や助言を受けながら決められた手順で実施できる	
			□指導を受けながら比較的難易度の高くない業務を担当できる	

OJT	院内・院外研修
	・応用的な臨床支援技術，学会・研究会
	・部署内マネジメント，リーダーシップ，コーチング研修
	・院内勉強会，外部研修会，学会，研究会
	・外部研修会　静岡県の医療クラークを育てる会等への参加・発表
	・学会，研究会への参加・発表
	・外部研修会　静岡県の医療クラークを育てる会等への参加

OJT	院内・院外研修
□一般社会人としてのマナーの指導・評価	・リーダーシップ，コーチング，コミュニケーション研修
□基本姿勢と態度（資料1）にて確認	・院内勉強会，外部研修会，学会，研究会
□身だしなみ項目（資料2）にて確認	・外部研修会　静岡県の医療クラークを育てる会等への参加・発表
□作成したマニュアルの更新，引き継ぎの指導	・学会，研究会への参加・発表
・文書下書き時	
□スタッフ作成の文書を添削，問題点の抽出・集計	

OJT	院内・院外研修
□一般社会人としてのマナーの指導	・チームワーク，コミュニケーション研修
□基本姿勢と態度（資料1）にて確認	・院内勉強会
□身だしなみ項目（資料2）にて確認	・外部研修会　静岡県の医療クラークを育てる会等への参加
□マニュアルを作成し，作成したマニュアルを基の引き継ぎ	

OJT	院内・院外研修
□初診受付・文書受付・会計窓口研修	・医師事務作業補助研修（32時間）
□文書管理のための入力～下書き済文書の扱い	・入職時，新人研修
□文書下書き（自賠責保険）	・理念，ルール，職業倫理，コンプライアンス，個人情報保護
□文書下書き（傷病手当金）	医療安全，院内感染予防
□文書下書き（出産手当金）	・接遇マナー
□文書下書き（医療要否意見書）	・院内勉強会
□文書下書き（生命保険）	・外部研修会　静岡県の医療クラークを育てる会等への参加
□文書下書き（病院様式診断書）	
□文書下書き（その他文書，主治医意見書・年金書類など）	
□外来ブース業務（外来補助業務）	
□外来ブース業務（各種入力業務）	
□外来ブース業務（患者・スタッフ・書類等のながれ）	
□外来ブース業務（その他一般業務）	
□電話対応	

浜松医科大学医学部附属病院における医師事務作業補助者のキャリアパス（案）
（医事課　須和部隆代　作）

ではないかと思っています。大学病院の本来の使命は良き医療人を育成して世に輩出することです。当然，医師事務作業補助者も「医療人」であるべきですから，それを支援できる体制を大学病院の中で少しずつ作り上げていく必要性を感じています。私はそのような思いもあって，最近，大学病院で医師事務作業補助者にかかわっている関係者とのネットワーク構築を始めました。今後，各種学会や研究会等で医師事務作業補助者に絡んだシンポジウムやパネルディスカッション等を企画していきますので，関心のある方はぜひともアプローチしてみてください。とにかく，医師事務作業補助者の最終ゴールを創造していくことが，これからの医師事務作業補助者に夢を与えることになるはずです。

⑥チーム医療の一員としての疑問

Q46 「チーム医療」とは本来どういったものですか？事務職員はどうかかわればよいのですか？

Answer

近年，医療機関では「チーム医療」という言葉（用語）がよく使われます。チーム医療という言葉を聞くと，医師・看護師のみならず多くの医療専門職がチームを構成して「患者中心の医療」を展開していく姿がイメージされますが，「患者中心＝Patient Centered」という言葉にはつねに誤解がつきまといます。一般には，下段の左側にあるように，患者さんを真ん中に置いて多職種がそれを取り囲むような状態を「患者中心」の医療と捉えているかと思います。しかし，矢印の太さからもわかるように，各専門職種が濃淡をもって患者さんと接しているだけであって，専門職種間の関係構築が良好であることを必ずしも意味していません。実際，チーム医療に絡んだ各種加算等を新しく取得するために，形式的に多職種が集められたという状況は決して珍しくありません。なお，先の図では事務職員もチーム構成員の一員として位置づけられて

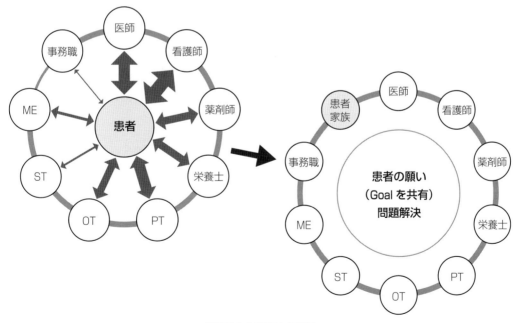

「患者中心医療」の誤解
多くの人が誤解している「患者中心医療」

105

いますが，患者さんとの事務的な手続きや応対等はつねに行われているはずであり何も目新しいポンチ絵ではありません。

チーム（Team）のありかたについては「Q&A 48」でも解説しますが，先の図の右側にあるように，患者家族を含む多職種の職員が患者さんの診療目的や願い（Goal）などを共有して協働することこそが，真の Patient Centered であることは知っておいてください。なお，そのような形で患者中心のチーム医療が展開されていくためには，チームの構成員が自身の得意領域で専門性を確実に発揮していくしかありません。当然，その構成員には事務職員も加わらないといけませんし，医師事務作業補助者はそこで何ができるのか考えていくことが大切になります。

多くの医療関係者が誤解していることですが，「組織」が一つのチームとして上手く機能するためには，その集団の理念（ビジョン）の共有が最も重要です。何のために自分たちは集まっているのか，それがわからない限り，ただの「烏合の衆」あるいは「仲良しグループ」の域を脱せないでしょう。

⑥チーム医療の一員としての疑問

Q47 「チーム医療」に関係する院内活動で，診療報酬請求できるものがあるのでしょうか？

Answer

　「Q&A 46」でも説明したように，医療機関では多職種による協働があたりまえのように求められており，診療報酬制度においてもチーム医療の推進を後押しするような加算等が近年増えています。実際には，入院基本料等加算の中にその大部分が含まれていますが，以下の表に示すような項目が2018年度の診療報酬改定時点で算定可能でした。詳細は「診療報酬点数表」などを見ていただければと思いますが，どのような職種でチームが構成され，どんな活動を行い，どのタイミング（例：月1回，患者1人あたり）で診療報酬請求が可能なのかといったことが定められています。

　本来，チーム医療の実践は診療報酬制度における加算等の算定が目的ではないのですが，その加算から得られる医業収益で職員の人件費等が一部賄われることを考えると，自施設の人員体制で算定できるものは取りたいと考えるのは当然のことです。とはいえ，あまりにも背伸びをして無理な状況のもと当該加算を算定し続けていると，個別指導等の場で返還が命じられることにもつながりかねません。たとえば，年間の新規入院患者数が1万人の病院において「感染防止対策加算1（390点）」を算定することで3,900万円の医業収益を得ていたとしても，職員の異動等で施設基準に定められた「専任」職員の配置ができないまま放っておけば，年単位での返還金を後日支払わなければならないといったことも起こりかねません。ちなみに，「医師事務作業補助体制加算」であれば，新規入院患者さん1人あたり最大920点の算定が可能です（先の患者数であれば，年間9,200万円にも相当します）。そのような意味でも，医師事務作業補助体制加算の施設基準を何度も読み直しておくことが大切です。

（補足）
診療報酬制度における「専従」・「専任」・「専ら」の定義
　基本的には・・・
　　「専従」：その業務を100％行っていること
　　「専任」：他の業務を行ってもよいが，主にその業務にあたっていること
　　「専ら」：専従と専任の間くらい（その業務をほぼ行っていること）
　・・・なのですが，

107

地方厚生局によって若干解釈が異なっており，厚生労働省の一部基準には「専従＝就業時間の少なくとも8割以上」，「専任＝就業時間の少なくとも5割以上」といった具体的数値が示された文面も見かけます。

診療報酬請求が可能な「チーム医療」に絡んだ加算等

名称	役割	施設基準に記載がある職種
緩和ケア診療加算	緩和ケアを要する患者への診療・ケアの提供	医師（身体緩和）・医師（精神緩和）・看護師・薬剤師
精神科リエゾンチーム加算	一般病棟における抑うつ・せん妄など精神科患者への診療提供	精神科医・看護師・薬剤師・作業療法士・精神保健福祉士・公認心理師
摂食障害入院医療管理加算	摂食障害患者への治療の提供	医師・看護師・精神保健福祉士・公認心理師・管理栄養士
栄養サポートチーム加算	必要な患者への栄養管理	医師・看護師・薬剤師・管理栄養士・（歯科医師）
褥瘡ハイリスク患者ケア加算	ハイリスクな褥瘡のケア	医師・看護師
医療安全対策加算（1・2）	組織的な医療安全対策への介入	（医師）・看護師・薬剤師
感染防止対策加算（1・2）	組織的な感染防止対策への介入	医師・看護師・薬剤師・臨床検査技師
抗菌薬適正使用支援加算	抗菌薬の適正使用の推進	医師・看護師・薬剤師・臨床検査技師
患者サポート体制充実加算	患者・家族との相談支援体制の充実	医師・看護師・薬剤師・社会福祉士・その他医療有資格者
入退院支援加算（1・2）	退院困難患者への入退院支援	看護師・社会福祉士
新生児特定集中治療室入退院支援加算（3）	NICU患者への入退院支援	看護師・社会福祉士
入院時支援加算	入院患者に対する外来でのアセスメント・介入支援	看護師・社会福祉士・（管理栄養士・薬剤師）
呼吸ケアチーム加算	人工呼吸器の離脱への介入	医師・看護師・臨床工学技士・理学療法士
認知症ケア加算	認知症患者への介入	医師・看護師・社会福祉士（精神保健福祉士、薬剤師、管理栄養士）（理学療法士、作業療法士、薬剤師、管理栄養士）

多職種が参加ならびに協働することで算定できる加算がいくつもある。

⑥チーム医療の一員としての疑問

Q48 チーム（Team）が良好に機能するためには何が必要ですか？

Answer

　いわゆる「組織」が良好に機能するためには，組織の構成員が当該組織の「共通目的」を理解して，組織に貢献しようとする意欲のもと良好なコミュニケーション環境を保っていくことが大切です。チーム医療に関して言えば共通目的は「Q&A 46」で触れた「患者の願い（Goal）」に相当しますが，仮に事務職員を含む多職種のスタッフが一同に集まったとしても，それだけですぐにチーム医療が良好に展開されるわけではありません。通常，複数の人間が一定空間に目的を持って集まった状態を Group（グループ）と呼びますが，グループには必ずしも成果が求められず，単なる「仲良しグループ」でも高評価を受けることがあります。その一方で，Team（チーム）とは達成すべき目標やアプローチ等を共有し連帯責任を果たせる補完的スキルを有する集団のことであり，当然のように Team には一定の成果が期待されます。なお，Team は名詞ですので，それが実際に上手く機能することを「Teaming」として動詞で表現する方がわかりやすいかと思われます。

　Teaming を成功させるには4要因が重要であるとされています。まずは，「率直に意見を言う（言える）」ことが大切です。実際，医療機関だけでなく大きな組織には「職位」の壁が存在し，潜在能力がいくら高くても入職したばかりの新人が幹部職相

Teaming を成功させるためには？

・率直に意見を言う（言える）
　　仕事上の対立は OK・人間関係の対立は×
・協働する
　　トップダウン（慣れ）からの脱却
　　ミッションの共有・リーダーからの権限委譲
　　相手の専門性を尊重する
　　コミュニケーションスキルの重要性
・試みる
・省察する
　　カンファレンス等での議論（学習する組織化）

GroupとTeamの違いを理解する必要がある。

109

手に意見を言うことは容易でありません。また，医療機関には，他の業界ではあまり見られない「職種」の壁（ヒエラルキー）が存在します。若い医師が看護部長を相手に物申すことはあっても，医師以外のメディカルスタッフ（とくに若手）が医療機関の中でどこまで自分自身の主張ができるのか疑問も残ります。その一方で，Teamingの達成＝真の「協働」そのものですので，チームメンバーの相互理解や相手の「専門性」を尊重（リスペクト）しあう関係構築が重要であり，それが結果的に職種の壁を越えた議論につながるものと考えます。

　さて，上記二つの要因（率直に意見を言う〈言える〉，協働する）について自施設の状況を顧みたときに，「当院には，そのような環境がない」とする医療機関もきっと多いはずです。実際，「Q&A 47」で示した診療報酬制度で動機づけられたようなチームには，先の二要因が確保されていないことも多いかと思われます。とはいえ，真のPatient Centered（チーム医療）を実践するためには，先の二要因を確実に担保しておくことが必要であり，その実現にあたってはチームリーダーの存在が重要となります。本来，リーダーは当該チームの Goal を達成するうえで最も専門性を発揮できそうな職員（職種）が担えばよいのですが，職種によるヒエラルキーが構築されやすい医療界では，当初は医師によるチームビルディングが有効だと考えます。その際，医師に求められる最も重要な役割は，チームメンバーに対し「心理的な安全性」を確保（保証）してあげることです。

　上述したようなチーム環境がある程度構築された状況のもと，次に必要となるステップは「試みる」ことと「省察する」ことです。医療界だけでもないですが，一般に事務職員の多くは入職時からの習性で「失敗する」ことをとても嫌がります。仮に成功事例が9つあっても失敗事例一つで降格させられるという恐怖感からかもしれませんが，ヒトもチームも「失敗からの学習」でしか成長できません。チームの良いところは，試行錯誤中の失敗が一個人の失敗とはならないことだと考えます。なお，チームの中では各種ミーティングがよく行われるかと思いますが，その種の議論では声が大きなメンバー（多くは医師）の意見が通常前面に出てきます。しかし，チームメンバーがそれぞれの立場で思うことを主張することが「チームへの貢献」そのものであり，何も言わないということは，チームにまったく貢献していないことを意味するのだと再認識してください。

　医師事務作業補助者は，医療機関の中で最も弱い立場の職種かと思われます。実際，上述したようなチームの議論に直接参加する機会は少ないでしょうが，日常業務で感じたことなどから思わぬ提案ができるかもしれません。あくまで，理想的な上司の存在が前提とはなりますが，チーム医療の一員として可能な範囲で貢献できるチャンスを探しましょう。

⑥チーム医療の一員としての疑問

Q49 医師事務作業補助者として「医療安全対策」に関して知っておくべきことはなんですか？

Answer

　医師事務作業補助者が医療事故等に直接関係することはないと考えます。といいますか，そのようなことが決してあってはいけません。しかし，医療事故という概念がどんなものなのか，自分たちが間接的にでも関係する領域や行為等にはどのようなものがあるのかは知っておくべきです。

　まずは，用語の定義をある程度理解しておくことが大切です。医療事故と聞くと医療従事者に大きな過失があったと思いがちですが，実際はそうではなく，病院内で起きたあらゆる人身事故を医療事故として捉える考え方が今は一般的です。極端な話，医師事務作業補助者が院内で転倒して外傷を負っても「医療事故」として対応すべきです。また，本邦では院内で発生したあらゆる事象（イベント）を「インシデント」または「オカレンス」として捉え，その重症度から「インシデント」と「アクシデント」に分ける対応（分類）がよく取られています。院内での不具合事例をすべて「インシデント（incident）」と称し，患者に有害なインシデント（harmful incident）と有害事象が生じなかったインシデント（No harm incident）とに分ける欧米の考え方とは対照的です。

医療事故の用語の定義

1) 医療事故
　　医療者の医療行為や医療施設の設備・システム
　　等に原因を発した人身事故一切をいう
　　（過失の有無に関係なし）
　　（医療従事者に被害が生じた場合も含む）
2) 医療過誤
　　医療従事者の過失による医療事故
3) インシデント・オカレンス
　　広い意味で「院内で起こった事例」
4) インシデント（ひやりはっと）
　　不具合はあったが，患者には被害がなかった？

医療事故の定義を確実に理解しておくことが大切である。

Question 49

医療事故の原因

> 1. 医療技術や知識等の不足
> 2. システム，勤務環境，社会環境の不備
> 3. 患者の不参加（非協力）
> 4. 未熟なコミュニケーションスキル
> 5. その他

近年最も重視されているのが「4」であり，「ノンテクニカルスキル」の強化が急がれている。

　医療事故の原因としては，医療従事者の知識・技術（スキル）等の不足のほか，勤務環境などを含む院内システムの不備，医療従事者間のコミュニケーション不足，患者さんの協力不足などさまざまなことが考えられます。なお，医療事故防止という観点では，日常診療プロセスにおける「誤認防止」と「情報伝達エラー防止」がとくに重要です。誤認防止に関しては患者誤認・部位誤認・検体誤認・ルート誤認への対応が基本となりますが，患者さんに名前と生年月日を名乗ってもらうことや手術の部位にマジックなどで印を付けること，侵襲的な治療等を行う際に関係者が手を止めて作業確認を行うこと（タイムアウト）などのほか，バーコードの有効活用や点滴ルートへの名札付けなどが院内各所で実践されていることは知っておくべきです。近年，情報伝達エラーは医療機関で最も関心の高いインシデント領域となっています。具体的には，CTやMRIなどの画像検査報告書が電子カルテには入力されているものの担当医が確認していなかった事例や，血液検査・病理検査等の異常結果が担当医へ伝わっていなかった事案などがよく問題視されます。この件に関しては「Q&A 59，60」で詳細な解説をしていますので，参考にしてください。

　いずれにせよ，医師事務作業補助者が最も重視すべきことは医師を中心とする医療従事者との良好なコミュニケーションです。医療そのものには直接かかわらない職種ではありますが，医療安全対策に絡んで自分たちには何ができるのか考えてみることは大切です。

⑥チーム医療の一員としての疑問

Q50 インシデントとアクシデントの違いはなんですか？　インシデント報告はなぜ必要なのですか？

Answer

　「Q&A 49」でも説明したように，本邦では院内で発生したあらゆる事象（イベント）を「インシデント（オカレンス）」として捉え，その程度によって「インシデント」と「アクシデント」に分ける考え方が一般的です。その際，インシデントとアクシデントの境界をどのあたりに置くのかが議論となりますが，通常は「国立大学附属病院医療安全管理協議会」で定められた基準（レベル）をもとに「レベル3b：濃厚な治療や処置が必要となった場合」以上をアクシデントとして定義しています。ただし，レベル3bとレベル3a（軽微な治療や処置が必要となった場合）の境界は必ずしも明確でなく，本来であれば3bとすべきものを報告者は3aで報告していたという事案などは珍しくありません。

　そもそも，1999年に横浜市立大学病院で手術患者の誤認事故（心臓の手術患者さんと肺の手術患者さんを取り違えて別の手術を行ってしまった事件）が起きるまで，全

	レベル	患者影響度レベル
インシデント	レベル0（ヒヤリハット）	エラーや医薬品・医療用具の不具合がみられたが，患者に実施されなかった場合
	レベル1	エラーや医薬品・医療用具の不具合があり，患者に実施されたが被害がなかった場合
	レベル2	患者のバイタルサインに変化が生じたり，検査の必要性が生じた場合
	レベル3a	軽微な治療や処置（消毒，湿布，鎮痛剤投与など）が必要となった場合
アクシデント	レベル3b	濃厚な治療や処置（予定外の処置や治療，入院，入院期間延長など）が必要となった場合
	レベル4	永続的な後遺症が残る場合
	レベル5	死亡した場合（原疾患の自然経過によるものを除く）
	クレーム	医療事故とは異なるもので，医療従事者に過誤・過失がないにもかかわらず，患者から苦情が発生した場合

オカレンスのレベル分類（インシデントとアクシデントの境界）
レベル3b以上に関しては院内での確実な検証が望まれる。

Question 50

国の医療機関では，どのようなインシデントやアクシデントがどの程度起きていたのかさえ把握できていませんでした。その後，全国の医療機関においてインシデント・アクシデント事例を現場から積極的に報告させる（収集する）取り組みが始まり，その実態を把握して分析することで予防策の立案につなげる作業が進められました。当初は報告者の責任が追及されるのではないかという不安もあったようですが，個人の責任追及ではなく医療事故防止に向けた学習効果やシステム変更が主目的であることが理解され，次第にその報告件数（インシデント件数）は増加していきました。現在，インシデント件数の目安として「許可病床100床あたり1カ月に20〜60件」という数字があるようですが，ザクっと言えば，「病床数×5件／年間」と考えればよいように思います。

⑥チーム医療の一員としての疑問

Q51 医師事務作業補助者の業務に絡んだインシデント報告にはどんなものがありますか？

Answer

　医師事務作業補助者が日常診療の中でインシデントやアクシデントに直接遭遇することは通常ないと考えます。しかし，自分たちの業務にはその種の事象（インシデント・アクシデント）がまったく関係ないかといえば，決してそうでもないことは理解しておく必要があります。たとえば，医療文書等の代行入力や代行記載を行っているときに日付の記載を間違えたり，診療録の内容や用語等を転記ミスしてしまったことなどはきっとあるはずです。おそらく，それらの案件は患者さんに医療文書が手渡される前にチェックされ大きな問題にはならなかったのでしょうが，そういった事案がまさに医師事務作業補助者にとって重要なインシデント事例になるものと考えます。

　医療機関が積極的に収集している通常のインシデント報告に上記のような事例（医師事務作業補助者による文書記載ミスなど）を含めるべきか否かは意見が分かれそうですが，医師事務作業補助者の仲間内では問題意識をしっかり持つことが大切です。実際，どうして日付を間違えたのか，なぜ転記ミスをしたのか原因を探っていく作業過程は重要です。医療文書に記載すべき「日付」の定義を誤解していたり，医学知識が十分でなく誤記入したものであれば，学習の機会を設けることで仲間内での情報共有につなげられます。「Q&A 48」で Teaming を成功させるためのポイントとして触れましたが，人は「失敗からの学習」でしか成長できません。

　参考までに，「診療情報管理」という雑誌（日本医療情報管理学会会誌）で医師事務作業補助者の「インシデント報告」に関する論文が取り上げられていましたので，その内容を一部紹介しておきます。

医師事務作業補助者が関係するインシデント内容[15]

☐　文書作成の間違い
　・診断書・意見書作成ミス
　・同意書作成ミス
　・紹介状作成ミス
　・退院時要約作成ミス
☐　入力の間違い
　・診療録入力ミス
　・検査オーダ入力ミス
　・処方オーダ入力ミス
　・処置オーダ入力ミス

☐　案内の間違い
　・予約取得ミス
　・誘導ミス

思いあたることはありますか？

Question 52

Q52 目の前で「医療事故」と思われるような重大事件が発生した際にはどうすればよいですか？

Answer

　医師事務作業補助者の目の前で大きな医療事故が起こることは通常ないでしょうが，そのようなときの流れはある程度理解しておくことが大切です。実際には医療事故の種類にもよりますが，目の前でそれまで普通にしていた患者さんが急変した場合，傍にいる医療関係者はさまざまな行動を急いで起こすはずです。患者さんが心肺停止に近い状況であれば，そこにいる職員は蘇生を含む救命処置を行いながら同時に応援部隊を呼び，必要に応じて「医療安全管理室」等への緊急連絡のもと対応すべき行動の指示を仰ぐものと考えます。なお，医療事故が疑われる緊急事態が発生した際は，急変前に使用していた医薬品や医療機器等を廃棄または片付けてはいけません。現場保存・証拠保全が大原則となります。あわせて，それまでの診療・ケア記録の確認等が行われますので，事故発生前後の観察記録を時系列で正確に記録して（残して）おくことが大切です。当然，患者さんのご家族等にもすみやかに連絡が行われ，関係者には丁寧な説明対応がなされるべきと考えます。また，医療事故の原因はその場ですぐにわからないことが多く責任の所在も不明なことが少なくありませんが，結果的に残念な状況になった際には，そのような結果になったことへの謝罪を行っても問題ありません。そういった場面に医師事務作業補助者が立ち会うことはないでしょうが，「謝罪」と「ミスを認めること」とはまったく異なる表明であることを知っておいてください。いずれにせよ，重大な医療事故であることが判明すれば，医療安全管理室から病院長など施設管理者への連絡がすみやかに行われ，その後に「医療事故対策委員会」等の招集が考慮されるはずです。

　そのような一連の流れの中で医師事務作業補助者は何をすべきなのでしょうか？医療事故という認識も十分でない状況下，患者さんの急変時にもし医師事務作業補助者が一人で立ち会うことがあれば，まずは応援を呼ぶことが大切です。大きな声で人を呼ぶ，あるいは院内のPHSなどで施設内全体に救急コールをかけるといった対応が求められます。それと同時に，その場に自分一人しかいなければ，救命処置としてのBLS（Basic Life Support）を行いつつ応援者が来るまでのあいだ命をつなぐことに努めなければなりません。自分は医療従事者ではないので何もしない（何もできない）という対応は，医師事務作業補助者であっても，医療機関の職員としては許され

⑥チーム医療の一員としての疑問

リスク管理と危機管理の違い

・リスクマネジメント（Risk Management）

　　リスクはある程度予期できる

　　リスクは事例から学ぶこともできる

　　ゆえに，リスクはマネジメントがある程度可能である

・危機管理

　　危機（Crisis）は起きてからわかることが多い

　　危機は予期できないことも多い

　　ゆえに，危機は管理（Control）するしかない

　　＊火事が起きた理由を考える前に，鎮火させる行動に

　　　努めなければならない

「リスク」はマネジメントできるが，「クライシス（危機）」は予防できずコントロールするしかない。

ないものと考えてください。当然，そのような対応ができるようになるためにも，医療機関の中で定期的に行われている救急訓練（BLS＋AED〈自動体外式除細動器〉）への積極的な参加が望まれます。

　医師事務作業補助者の心構えとして大事なことは，自分たちが医療機関側の人間であるということを自覚して，目の前で慌ただしく動いている医療従事者に対して何か手伝えることがないか考えることだと思います。緊急事態が発生した際には，医師事務作業補助者に常日頃求められている「4業務」等にはこだわらず，自分にできることと他の職員に役立つことをただ行えばよいだけです。

117

Question 53

Q53 「ハリーコール」ってなんですか？　医師事務作業補助者は何をすればよいのですか？

Answer

　ハリーコールとは，医療機関の中で急変した患者さん等を発見した際に，全館放送をかけて他部署からの応援を頼むための指令（電話連絡・PHS 対応など）を意味します。多くの場合，現場では意識消失や心肺停止等が疑われる急変者（傷病者）を目の前にしていますので，「応援を頼む」，「救急カートならびに AED を持ってきてくれ」という意図の伝達放送だと捉えてください。実際には，医療機関によって伝達の手段は若干異なるかと思われますが，PHS が直接全館放送につながるというシステムや，守衛室などに連絡して全館放送をかけてもらうといった対応手順が用意されているはずです。本来であれば，「どこの場所」に「こんな病態」の人（急変者）がいるので，「誰に」，「何を」持ってきてほしいという具体的な情報伝達や要請連絡を行いたいところなのですが，とにかく「緊急事態なので職員の皆さんは集まってください」というのが主意の全館放送となっています。なお，医療機関によっては「ドクターハート」や「ハリー先生」といった呼び名が用いられることもありますが，欧米では緊急コードとしての「コードブルー」がよく使われています。そのほか，さまざまな場面に応じて種々の緊急コードを使い分けている施設もときに見かけます。

　日本ではハリーコールの全館放送を夜間就寝時でも行うのか，多くの職員が集まる

医療機関で使われる「緊急コード」

・コードブルー	：意識消失・心肺停止など
・コードレッド	：火災や煙の発生時
・コードブラック	：暴力的な患者・自殺企図など
・コードイエロー	：なんらかの故障でサービスに支障
・コードブラウン	：天災・災害・事故などで負傷者多数
・コードパープル	：脅迫電話・不審物発見など
・コードオレンジ	：避難命令

＊オーストラリアなどでは一般的に使われている

　本邦では「コードブルー」の代わりに「ハリーコール」が使われている程度である。

⑥チーム医療の一員としての疑問

より集中治療部門などから専門職種が短時間で集まるほうが効果的ではないかといった議論がよくなされます。実際，救命救急センターがあるような医療機関では，集中治療部門等に24時間対応できる専門の医療スタッフを配置して，病院敷地内のどこからハリーコールがかかっても5分以内に駆けつけるといった体制を整備している施設もあります。さらに，意識消失や心肺停止に至る前に予兆を捉え，担当医を探す前に院内の専門チームが初期治療を行う「院内救急対応システム（Rapid Response System：RRS）」を機能させている施設もあります。

　急変現場にて医師事務作業補助者が何かをするといったことは通常ないでしょうが，自らが最初の発見者になったときにハリーコールならびにBLS（Basic Life Support）等の初期対応が確実にできるように，その種の訓練に普段から積極的に参加することが望まれます。

Question 54

Q54 感染対策に関して知っておくべきことはなんですか？

Answer

　医師事務作業補助者が感染対策に関して最低限知っておくべきことは，医療機関（病院）という職場にはさまざまな感染症が存在するということと，自らが感染症にかからないためにも予防策を取る必要があるということです。実際，外来には発熱している患者さんや咳・くしゃみ等を伴った患者さんがよく訪れます。そのなかには，通常の感冒患者さんだけでなく，インフルエンザほか特殊な感染症に罹患している患者さんがいるかもしれません。状況によっては，そのような患者さんを個室化された別の待合室に誘導する必要性も出てくるかと思われます。一般に医師事務作業補助者が初診患者さんの受付対応を直接行うことはないでしょうが，外来部門で働いていれば，接触感染や飛沫感染などで自身が罹患する可能性は十分あります。ちなみに，外来の受付窓口などで職員が予防的にマスクを着用することについては接遇面での是非がときに議論となりますが，院内の感染対策部門等からの指示に従って対応すればよいと考えます。

　医療機関内での感染予防対策においては「標準予防策（Standard Precautions）」の遵守が基本となります。具体的には，病原体の感染・伝播リスクを減少させるために，すべての患者の血液，汗を除く体液，分泌物，排泄物，健常でない皮膚，粘膜には感染性があるものとして対応すべきという考え方（対策法）です。標準予防策の遵守に向けて院内ですべきことは，手指衛生の徹底，個人防護用具（Personal Protective Equipment：PPE）の適正使用，咳エチケット，周辺環境整備，リネン類の適切な取り扱い，各種医療手技の適切な実施対応です。ここでは詳細な説明は省きますが，「手洗いの遵守」に関しては理解を深めその実践に努めてください。実際，医師事務作業補助者が感染症の患者さんと密に接触していなくても飛沫等が自分の肌に付着することはありますし，医療従事者との接触やパソコンのキーボードなどからの伝搬も起こりえます。医師事務作業補助者はいろいろな部署を回るかと思いますが，各部署に設置してある速乾性手指消毒薬を適宜使用するほか，必要に応じて携帯用の手指消毒薬を利用するといった対応が望まれます。

　そのほか，医師事務作業補助者が対応しておくべきこととして，インフルエンザ等のワクチン接種があります。医療機関に勤めていなければインフルエンザ等の予防接

⑥チーム医療の一員としての疑問

種は任意なのでしょうが，病院などで働く職員には予防接種の実施がある程度義務づけられています。その理由は，来院患者さんからの罹患を防ぐという意味もありますが，病院の職員が抵抗力の弱い入院患者さん等への感染源とならないようにという対応配慮があります。ちなみに，インフルエンザワクチンに関しては，卵アレルギーの方を除き妊婦の方にも比較的安全な予防接種となっています。

感染経路別予防策

・**空気感染**：5μm以下の飛沫核が空中を浮遊して伝搬
　　　　　　結核・麻疹・水痘
　　　　　　（空調管理・陰圧環境・HEPAフィルター・N95マスク）

・**飛沫感染**：咳・くしゃみなどで5μmより大きな飛沫が，感受性
　　　　　　のある人の口腔粘膜・鼻粘膜を通じて感染
　　　　　　インフルエンザ・風疹・流行性耳下腺炎・百日咳など
　　　　　　（サージカルマスク・感染患者との距離）

・**接触感染**：直接接触や汚染された物・人からの伝搬感染
　　　　　　MRSA・感染性胃腸炎・ノロウイルス・疥癬など
　　　　　　（手指衛生・個人防護用具・医療器具の取り扱い）

「空気感染」に対する患者隔離と医療従事者の手指衛生が基本である。

手指衛生に関するガイドライン

・アルコール手指消毒が原則
　（肉眼的に汚れている際は，石鹸と流水の手洗いが優先）

・手指衛生の「5つのタイミング」
　① 患者に触れる前
　② 清潔／無菌操作の前
　③ 体液に曝露された可能性のある場合
　④ 患者に触れた後
　⑤ 患者周辺の環境や物品に触れた後

医師事務作業補助者も「手洗い」の遵守に努めるべきである。

Question 55

Q55 医療機関の中での廃棄物の処理方法について教えてください

Answer

　通常，廃棄物は「一般廃棄物」と「産業廃棄物」とに分けられます。産業廃棄物とは事業活動に伴って生じた廃棄物であり廃棄物処理法で規定された20種類の廃棄物を指しますが，医療機関で問題となるのは「特別管理産業廃棄物」としての「感染性廃棄物」だと思います。実際には，医療機関で発生した廃棄物のうち事業活動に伴って発生したものではあるものの，医療現場で使用されたものではない（日常生活で発生するような）廃棄物は「事業系一般廃棄物」としての処理で問題ありません。そして，残りの廃棄物を「感染性廃棄物」と「非感染性廃棄物」に分別すればよいのですが，その判断にあたっては図に示した基準（フロー）を参考にしてください。端的に言えば，血液や体液などが付着している廃棄物と針・ガラスなどの鋭利なもの，そしてICUなどの特殊病室から排出された廃棄物は「感染性廃棄物」と定義して，「バイオハザードマーク」を付けることで非感染性廃棄物とは明確に分けて廃棄すればよいということです。なお，針などのようにビニール袋や段ボール箱では貫通するリスクがあるものに関しては，耐貫性があり，仮に倒れてもこぼれ散らない「ミッペール」と呼ばれるプラスチック製容器での処理が必要となります。

　自宅であれば何気なく普通のごみ箱に捨てる「鼻血が付いたティッシュ」なども，医療機関ではバイオハザードマークの付いた袋等に入れて捨てなければなりません。そのほか，在宅（自宅）で使われた「ペン型インスリン注入器用注射針」や「血糖値測定器用穿刺針」などの廃棄処理方法がときに問題となりますが，医療機関に持ち込めない場合には行政によって推奨手順が異なることもありますので，当該患者さんへの指導を行うにあたっては注意が必要です。

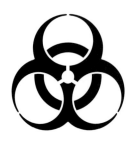

バイオハザードマーク
※バイオハザードマークには
赤：液状または泥状のもの（密閉容器）
橙：固形状のもの（丈夫なプラスチック袋を2重にして使用または堅牢な容器）
黄：鋭利なもの（耐貫通性のある丈夫な容器）
の3種類がある。

⑥チーム医療の一員としての疑問

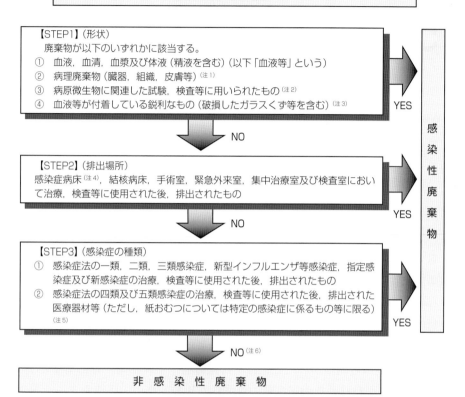

「感染性廃棄物」の判断フロー[16]
「感染性廃棄物」はバイオハザードマークを付けて廃棄する。

Question 56

Q56 抗菌薬や抗生物質に関して，どんなことを知っておけばよいですか？

Answer

　患者さんのみならず医療従事者においても，抗菌薬と抗生物質を同等な用語として使用していることは珍しくありません。正確には，細菌の増殖を抑制したり殺す薬が「抗菌薬」であり，この抗菌薬のうち細菌や真菌といった「生き物」から作られる医薬品が「抗生物質（antibiotics）」です。具体例で言えば，カビから作られた「ペニシリン」は抗生物質であり抗菌薬でもあります。一方，化学的に合成されて作られたニューキノロン系の「レボフロキサシン（商品名：クラビット）」などは，抗生物質ではない抗菌薬です。いずれにせよ「薬」である以上，効能効果としての「対象疾患や対象菌類」が存在しますので，感染症の原因である起炎菌に対し有効な投与量や投与期間での治療対応を行うことが大切です。

　現実的には，感染症患者さんの多くが局所症状を伴っており，ある程度の病名判断と起炎菌予測は可能です。たとえば，排尿時痛や下腹部痛，背部痛などがあれば「尿路感染症」が疑われ，その起炎菌の可能性が比較的高い大腸菌をターゲットにした抗菌薬選択が通常なされます。そのほか，呼吸器感染症（市中肺炎）であれば「肺炎球菌」や「インフルエンザ菌」，胆道感染症であれば「大腸菌」といった起炎菌としての頻度（確率）が高い細菌に有効とされる抗菌薬が選択されます。しかしながら，当初想定していた起炎菌とは異なる感染症の場合もあるわけで，その際には抗菌薬の変更を検討しなければなりません。その際，正確な起炎菌を同定するために「培養検査」が行われますが，その実施のタイミングを損ねると正確な起炎菌の同定が難しくなりますので注意が必要です。

　日本では過去に抗菌薬や抗生物質の使用が安易かつ長期的になされてきたこともあり，抗菌薬等の効きにくい「耐性菌」が多く出現していることが問題視されています。実際，開業医の先生方のなかには，通常の感冒に対しても予防的に抗菌薬を投与するといった傾向がいまだ見られます。そのような背景もあり，ここ数年，国家プロジェクトとして「薬剤耐性（Antimicrobial Resistance：AMR）」への対応が積極的に進められており，「適切な薬剤」を「必要な場合に限り」，「適切な量と期間」使用することを徹底するための国民運動なども展開されています。医療機関においても，従前，感染対策部門の中でICT（Infection Control Team）という多職種からなる専門医療チー

124

⑥チーム医療の一員としての疑問

主な抗菌薬の種類分類

		ペニシリン系薬
抗菌薬	抗生物質	セフェム系薬
		カルバペネム系薬
		モノバクタム系薬
		アミノグリコシド系薬
		テトラサイクリン系薬
		マクロライド系薬
		リンコマイシン系薬
		グリコペプチド系薬
	合成抗菌薬	キノロン系薬
		ST 合剤
		オキサゾリジノン系薬

抗菌薬と抗生物質は違う用語である。

ムが活動していましたが，最近は AST（Antimicrobial Stewardship Team）という専門医療チームも抗菌薬の適正使用に向けた活動を行っています。2018年度の診療報酬改定にて「抗菌薬適正使用支援加算」が新設されたことなども，大きな後押しになっているかと思われます。

　そのほか，手術後の感染症予防に向けた抗菌薬の適正使用なども重要な課題です。実際，手術創部感染（Surgical Site Infection：SSI）は外科医にとって最も避けたい合併症の一つでしょうが，手術の多くがもともと無菌状態で行われていることを考えると，予防的抗菌薬の種類と使用期間の判断はとても重要です。欧米では清潔手術での抗菌薬使用は手術室のみで行われ病棟では実施されないのが普通ですが，本邦では手術後に比較的長い期間使用される傾向が続いていました。クリニカルパスに関しては「Q&A 61，62」で解説しますが，2000年前後から診療プロセスの標準化が全国的に進められ，手術後の予防的抗菌薬使用に関してもずいぶんと適正化が図られました。

　医師事務作業補助者として抗菌薬のオーダリング等に関与することがあるかもしれませんが，どういった場面で，どんな抗菌薬が使用されているのか関心が持てるとよいでしょう。

125

Question 57

Q57 培養検査に関して知っておくべきことはなんですか？

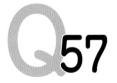nswer

　細菌検査のなかには「塗抹検査」といって検体から標本を作りその場で染色して顕微鏡観察する手法もありますが，そのほとんどは「培養・同定検査」を経て起炎菌を明らかにする検査方法が取られています。具体的には，患者さんから得られた臨床検体（喀痰・尿・血液・膿など）を細菌にとって快適な環境下の容器（培地）に24～48時間ほど入れておき，そこで増殖した細菌（コロニー）を同定するという作業が行われます。実際には培養検査結果が出るまでに通常2～3日かかりすぐに診断対応することはできませんが，起炎菌を確実に同定し検出された細菌ごとに（薬剤感受性試験を行うことで）有効な抗菌薬が確認できますので適切な治療選択へとつなげられます。そのほか，近年は検体からDNAやRNAを抽出し「PCR法」という遺伝子検査を行うことで，より迅速な診断を行うこともある程度可能になっています。実際，結核菌感染が疑われる患者さんは迅速な診断のもと適切な医療機関に早く紹介したいところですが，通常の培養検査では菌の同定までに1カ月以上かかることからPCR法による迅速診断が重宝がられています。

○○菌に対して・・・

抗菌薬	MIC値 （最小発育阻止濃度）	判定
A	4	R
B	0.5	I
C	0.06	S
D	0.12	S
E	2	R
F	0.25	S

MIC：菌の増殖を抑える最小濃度
（低ければ，その抗菌薬がよく効く）

S：感受性（効果あり）
I：中間（中間）
R：耐性（効果なし）

薬剤感受性試験の報告書の見方
　薬剤感受性試験の結果報告における「S」「I」「R」の意味を理解できるとよい。

⑥チーム医療の一員としての疑問

　先に述べた「薬剤感受性試験」は患者さんの起炎菌に対して効果がある抗菌薬を確認する目的で行われますが，過去に院内で検出された細菌ごとの抗菌薬感受性状況をまとめることで自施設の起炎菌情報を分析ならびに検討することが可能になります。それら起炎菌の感受性率（耐性度）を表記したものを「アンチバイオグラム」といいますが，自施設および地域にて現在どのような細菌が増えているのか知ることができ，抗菌薬の適正使用が常日頃なされているのか否かの判断材料ともなります。

　医師事務作業補助者として当該領域で寄与できることは，検査部門に提出された検体の培養・同定結果をいち早く担当医に伝えることかと思います。担当医にしてみれば，培養検査は行ったものの検査結果がいつ届くのかは不明なため，その確認をつい怠りがちとなります。電子カルテシステムの中で新規の検査結果報告がわかりやすい形で担当医に伝わらないようでしたら，医師事務作業補助者が小まめに確認をして担当医に随時報告すれば喜ばれるはずです。

127

Question 58

Q58 洗浄・滅菌・消毒に関して，どんなことを知っておけばよいですか？

Answer

　医師事務作業補助者が手術や処置等の場面で滅菌物の受け渡しをすることはないでしょうが，少なくとも「洗浄」と「滅菌」，「消毒」の違いくらいは理解しておくとよいでしょう。「Q&A 54」で説明しましたが，医療機関の中では，血液のみならず体液等が付着したものは感染源として取り扱う必要があります。その際，現場で使用された物品や器材類を単回使用のもと捨てるだけならば，「感染性廃棄物」としてバイオハザードマークの付いた容器で処理さえすれば特段問題はありません。しかし，鑷子（せっし：ピンセット）や鋏（はさみ）などの医療器材を単回使用で捨ててしまうことは費用対効果的にも難しく，洗浄ならびに滅菌操作等の処理を行った後に再利用することが通常なされています。とはいえ，一度付着した血液や体液のみならず，細菌や微生物なども完全に除去した「未使用に近い状態」にまでもっていくことは容易でありません。現在，多くの医療機関では，その種の作業（洗浄・滅菌・消毒など）を施設内の1カ所（1部署）で中央管理のもと自前で行うか，あるいは外部の業者に一連の業務を完全委託するといった対応が取られています。

　洗浄・消毒・滅菌の違いを端的に言えば，肉眼的に確認できるような異物や汚れを取り去る作業が「洗浄」であり，その後，さまざまな方法で一定レベルまでの細菌等の除去を行うのが「消毒」，細菌や微生物がまったくなくなるまでの処理を「滅菌」と考えればよいかと思います。ちなみに，滅菌の処理方法として金属製の器材や材料等であれば加熱処理（高圧蒸気処理）が可能ですが，プラスチック製材など耐熱性がない器材類にはガス滅菌等で対処するしかありません。また，一連の処理プロセスに関して，滅菌の質が担保（保証）されていることも当然重要になります。一般に滅菌の質保証に対しては，滅菌の程度に応じて色調変化が起こる「インディケータ」の挿入や貼付等がなされているかと思います。ただし，滅菌の処理が確実に行われていたとしても，滅菌済み器材の保管状況に問題があれば安全・確実な再利用ができません。医師事務作業補助者が滅菌済み器材の入った「袋」を直接取り扱うことはないでしょうが，もし身近な場所（薬品棚など）で滅菌袋を見かけた際には，雑な取り扱いをして破損が生じないように気をつけなければなりません。なお，滅菌済みの器材類は本来すみやかに再利用されるべきですが，医療機関によっては滅菌の質保証を期限（例：

6カ月)で定め期限切れの確認を事務系職員が行っている場合もありますので,そのような際には先に述べたような注意が必要です。

「消毒」に関してここでは細かい説明は省略しますが,洗浄の後に消毒剤を用いて現場での利用環境に合った微生物除去を行う作業だと単純に捉えればよいと思います。実際には,「手洗い」等における手指・皮膚の消毒,手術・創傷部位における粘膜・皮膚の消毒,排泄物の処理,金属・非金属器具の消毒,環境消毒など,使用用途に合った適切な消毒剤選択がなされているはずです。当然,医師事務作業補助者も手指消毒剤の使用には慣れておくべきです。

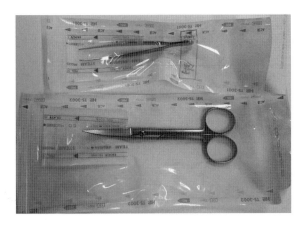

再滅菌された医療器材とインディケータ
滅菌済み器材の取り扱いには注意する。

消毒レベルによる消毒剤の分類

高水準消毒剤	多数の細菌芽胞を除く全ての微生物を殺滅 長時間の接触で真菌および芽胞などあらゆる微生物を殺滅	グルタールアルデヒド (2%以上)	ステリハイド
		オルフタルアルデヒド (0.55%以上)	ディスオーパ
		過酢酸製剤 (0.3%以上)	アセサイド
中水準消毒剤	結核菌,栄養型細菌,ほとんどのウィルスとほとんどの真菌を不活化	次亜塩素酸ナトリウム	テキサント ミルクポン
		消毒用エタノール	消毒用アルコール ヘキザックアルコール
		ポビドンヨード	イソジン
低水準消毒剤	ほとんどの細菌,数種のウイルス,数種の真菌を死滅 結核菌や細菌芽胞など抵抗性のある微生物は殺滅できない	第4級アンモニウム	オスバン ヂアミトール
		グルコン酸クロルヘキシジン	ヒビテン
		両性界面活性剤	ニッサンアノン

消毒には限界があることを知っておくとよい。

Question 59

Q59 「パニック値」とはなんですか？

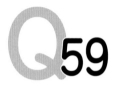

　一般に血液検査等では結果として示された数値が「正常」か「異常」かということが問題になりがちですが、医療機関（臨床検査部門）では、「正常値」という用語はあまり用いられず「基準値（基準範囲）」としての表記が通常なされます。基準値とは、運動や食事、飲酒、喫煙、ストレスといった生理的変動要因を有する個体（人）を除く健常者から得られた測定値の95％信頼区間を表したものです。いいかえれば、健常人の95％はその中に含まれるものの、健常人のうち5％は基準値から外れた検査結果になるということです。たとえば、バレーボールの選手などで身長2mの人がいたとしても、それは「異常（値）」ではないということです。当然、2m以上の人のなかにはホルモン分泌異常の患者さんが一定程度含まれているでしょうが、何をもって「正常（値）」というのかは難しいところです。

　臨床検査部門では連日のように数多くのデータ（検査結果）を取り扱っていますが、それらをただ電子カルテシステムに入力（報告）するだけでは適切な部門機能を発揮しているとは言えません。実際、電子カルテ画面に表記された検査結果（数値）が先に述べた「基準範囲」内であればよいのですが、著しく基準範囲から外れた数値であれば臨床検査部門として一定の対応判断が求められます。多くの施設では、そのような際に「極端値・極異常値」と「パニック値」とに分けた対応がなされているものと考えます。極端値・極異常値というのは、本当にまれにしか見かけることがない検査数

「パニック値」の一例（浜松医科大学医学部附属病院）

オーダ項目	設定値（初回時および急激なデータ変化時）
K	初回値 6.0 mEq/L 以上または 2.0 mEq/L 以下の場合 急激なデータ変化により 6.0 mEq/L を超えた場合、または 2.0 mEq/L 未満の場合
ALT	初回値 250 U/L 以上の場合および急激なデータ変化により 250 U/L を超えた場合
AST	初回値 300 U/L 以上の場合および急激なデータ変化により 300 U/L を超えた場合
血糖	初回値 500 mg/dL 以上または 50 mg/dL 以下の場合 急激なデータ変化により 500 mg/dL を超えた場合、または 50 mg/dL 未満の場合
白血球数	初回値 1,500 /μL 以下、50,000 /μL 以上の場合

パニック値＝極端値・極異常値というわけではない。

値で，統計的には99.0～99.5パーセンタイル値から外れたものに相当します。一方，パニック値（panic value）は，「生命が危ぶまれるほど危険な状態にあることを示唆する異常値で，ただちに治療を開始すれば救命しうる病態ではあるが，その診断は臨床的な診察だけでは困難で検査によってのみ可能である」と定義されています。

　パニック値への対応は医療機関によって若干異なりますが，通常は検査を依頼した担当医に電話連絡等で直接の報告を行い対策等を検討してもらうとともに，保存検体を用いて再検査を実施するという流れになっているはずです。医師事務作業補助者がこのパニック値に直接関与する機会があるとすれば，臨床検査部門からの連絡（第一報）時に担当医が不在のため情報伝達（伝言）を依頼されるといった状況が考えられます。本来，担当医が不在の際は同じ診療科の医師または上司に情報伝達すべきなのですが，医療機関によっては看護師や事務職員に伝言を依頼して対応を終了している場合もあるようです。最終的に担当医へ情報が伝われば問題はないと考えているかもしれませんが，伝言対応はときとして情報伝達エラーを引き起こします。先述したようにパニック値は臨床症状が発生する前の「生命危機」指標ですので，できるだけ早期の対応が求められるという共通認識のもと，医師事務作業補助者も正確かつ確実な情報把握・情報伝達に努めてください。

Question 60

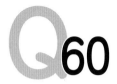 画像診断報告書や病理結果報告書の「未読・既読」という用語を最近よく聞くのですが，どういう意味ですか？

Answer

　近年，画像診断部門ではCT・MRI検査等の撮影機器の進歩により，スライス幅の短縮だけでなく縦断画像や3D画像等の構築があたりまえのように行われているためフィルム枚数（データ量）が著しく増加しています。また，救急外来などではCT・MRI検査が単純X線検査のように気軽にオーダされている（ときに「ホールボディ・スキャン〈体全体の断層撮影〉」が実施される）こともあり，画像診断部門として保管・管理すべき画像データ量もきわめて膨大なものになっています。データの保存や保管に関してはサーバ容量の拡充等である程度の対応はできますが，実際に撮影された画像フィルム（データ）の読影報告が追いついていないことが問題視されています。実際，医療安全という観点からも臨床医（オーダ医）だけでなく放射線科医（放射線科専門医）によるダブルチェックが望まれるところですが，放射線科医のマンパワー不足が根本的な問題として解決されていません。診療報酬請求における加算等の中には「画像診断管理加算」といって医療機関内の放射線科専門医の存在とCT・MRI検査画像等のダブルチェックを評価する項目もありますが，同加算を算定できる病院は比較的限られています。

　その一方で，放射線科医が専門的な立場から画像診断を実施して電子カルテ画面上に情報提供を行っても，肝心の担当医がその結果報告書を見ていないということが実は起きています。その背景には，担当医が自身の読影診断で問題がないと思い込んでいる場合や，患者さんが予定日に再診しておらず報告書の確認もなされていない場合など，さまざまな状況があるようです。それでも画像診断上まったく問題がなければよいのですが，臨床医（担当医）は問題がないと思い込んでいたものの放射線科医の報告書には異常所見が指摘されていて，患者さんに伝わらなかったことが原因で病気（悪性腫瘍など）の進行を許してしまったという事例がときにあり近年問題視されています。そのような経緯から最近では基幹病院などを中心に，放射線科医が入力した画像診断報告書を担当医が確認したかをシステム管理者の方で定期的に確認し，必要時には警鐘を鳴らすといった対応策が一般化しつつあります。その種のシステムでは，担当医による画像診断報告書のチェック状況をLINEなどSNSの世界でよく言われる「未読」・「既読」という表現で評価ならびに管理しています。

⑥チーム医療の一員としての疑問

電子カルテシステムの「未読」・「既読」対応の限界

・いつの時点で「未読」とするのか
　　血液検査（パニック値）は結果報告日から1〜2日
　　病理・放射線画像は結果報告日から2〜4週間
　　（患者が来院していなくても？）
・当該画面を立ち上げただけのチェックで良いか
　　誰のログで立ち上げたのか？
　　内容を理解したかの確認はできない
　　＊呼吸器の医師は肝臓の影を，整形外科医は内臓の
　　　異常を見逃しやすい？
　　（行動を起こしたかまで診療録で確認するのか？）
・バーチャルの世界での情報伝達には限界がある！

画像診断報告書・病理結果報告書の「未読」問題は，システム変更だけでは解決しない。

　実は，同様な問題が画像診断部門だけでなく病理検査部門でも起きています。以前には診療科外来の受付などに前の週に完成した病理結果報告書等が届けられていたように思いますが，最近は電子カルテ画面に入力することで報告義務を果たしたとする応対もよく見かけます。医師事務作業補助者としてこの種の問題にどう関与できるか考えることは大切ですが，システムの仕様変更のみでこの問題を解決しようとすること自体に無理があることを関係者は気づくべきです。

133

Question 61

Q61 「クリニカルパス」に関して知っておくべきことはなんですか？

Answer

　診療プロセスの標準化を目的とした「クリニカルパス（以下，パス）」が本邦に導入されたのは2000年前後とされています。実際，「日本クリニカルパス学会」や「日本医療マネジメント学会」が発足したのは1999年のことです。当時は，周術期の抗菌薬使用を何日間短縮できるか，手術後の食事再開時期をどこまで早くできるか，そして結果的に入院期間を何日短縮できるかといったことが議論されていたように思います。EBM（Evidence Based Medicine）という名のもとに，海外の文献がいくつも提示され周術期管理が大きく変わっていったことを思い出します。

　パスの本質は「アウトカム（目標・結果）」管理です。たとえば，ある作業を完遂させるには何をアウトカムにすべきか，そのアウトカムの達成にはどんな「タスク」が必要なのか，どれくらいの期間があればそのアウトカムを達成できるのかといったことを考えることが大切です。「Q&A 73」で解説するDPC制度が本邦に導入されたのは2003年のことですが，当時はパス症例の入院期間を設定するにあたり，「入院期間Ⅱ」以内に収めることのみが重視されていたように感じます。結果的に在院日数が短くなることで診療単価は上がったものの，病床稼働率が低下したことで一喜一憂していた医療機関も多かったはずです。そのような混乱の時期を経て，現在ではずいぶんと臨床現場での理解も進みパスの有効活用がなされているように思います。施設によっては，外科系診療科の90%近くをパスで動かしているという話も聞きます。なお，電子カルテシステムを導入する際に紙パスの電子化移行が難しいという話も過去にはありましたが，システムベンダー側の努力などもあり，近年では多くの医療機関で電子化されたパスが運用されています。さらに，診療記録の標準化・効率化を目指した「BOM（Basic Outcome Master）」の利活用なども少しずつ進んできています。

　さて，医師事務作業補助者としてパスにどうかかわるかですが，まずは自身が関係する診療科で使用されているパスの内容事項を（タスクを中心に）じっくり読んでみることをお勧めします。医療者向けのパス（あるいは患者用のパス）を通じて診療プロセスの流れが少しでも理解できれば，日常業務の中でも役に立つことがあるはずです。医療機関によっては医師と看護師の利便性のみを追求した単なるオーダリングツールとなっているパスもありますが，本来は当該診療に関係するすべての医療関係

者が参画できるパスであるべきです。医師事務作業補助者もチーム医療の一員であることを踏まえ，パスの作成や改訂作業等に参加できるような組織環境が望まれます。

| | | 日　付 | | | | | | | |
		手術前日 (入院日)	手術日	手術日 (帰室後)	第1病日	第2病日	……	退院前日	退院日
タスク	バイタル	体温 血圧 脈拍						→	
	説明	入院時説明 術前説明 同意書取得			手術後説明			退院時指導	
	投薬 点滴	睡眠薬 下剤	点滴	→		→			退院時処方
	処置	除毛 入浴		創処置	→		シャワー可		
	食事	夕食以降 止め	→		全粥	常食	→		

クリニカルパスの工程表イメージ

アウトカムの達成に必要なタスクは何か，どれくらいの期間で達成できるのかというイメージでクリニカルパスを作成していくことが大切である。

Question 62

Q62 クリニカルパスにおける「バリアンス分析」とはなんですか？

Answer

　「Q&A 61」で解説したように，クリニカルパス（以下，パス）の本質は診療プロセスの標準化を図るための「アウトカム」管理です。アウトカムの中には入院期間全体の目標である「手術が安全に遂行され，手術後に合併症等が発生せず，入院前に近い食生活ができる」といったものもありますが，「手術後3日目に体温が37℃以下になる」という短期間の目標（通過点）なども含まれます。当然，パスを作成する段階ではそれらのアウトカムがおおむね達成できることを想定したスケジュール管理がなされますが，患者さんには個別性や生理的な変動要因などもありときとして予想できない事態が生じます。そのように，アウトカムが達成できなかった状況（状態）を「バリアンス（Variance）」として表現するのが一般的です。なお，バリアンスの中にはタスク内容からの変動や逸脱のほか，最終的なアウトカム（入院当初の目的）が達成できなくなるという事態も含まれます。

　患者さんにしてみれば，途中にパスのスケジュールが若干変更しても重篤な合併症がなく，予定入院期間内に退院ができて医療費等の支払いも大きく変わらなければ問題視しないかもしれません。ただし，医師の指示のもと動くことが原則である看護師にしてみると，「手術後3日目に『体温が37℃以下』になれば食事を開始する」と記されていれば，37.1℃のときにはどうしたらよいのか担当医に指示を仰がなくてはいけ

クリニカルパス導入の効果

1. 職員間の情報共有（チーム医療の強化）
2. IC の充実（患者満足度の向上）
3. 日常診療の標準化
4. 業務の効率化
5. コスト削減
6. 在院日数の短縮化
7. リスクマネジメント（指示等の明確化）
8. 診療の質向上

　クリニカルパスの導入を診療の質向上へとつなげていくことが大切である。

⑥チーム医療の一員としての疑問

ません。一方，担当医は，そのような状況であれば食事を出しても問題がないと気軽に答えるかもしれません。とはいえ，パスには指示書の側面がありますので，看護師はアウトカムからの逸脱に対して毎回担当医に連絡する必要性が出てきます。そのように，アウトカムからの変動や逸脱にはさまざまな側面がありますが，全体の治療計画の中で対処不能なバリアンスが発生すれば，途中でパスを中断し新たな治療計画を策定しなければなりません。

　実際，バリアンスがまったく発生しないことは通常ありえませんが，軽微な指示変更がまれにある程度なのか，パスの中断事例が多く発生しているのかによって，対応策の検討が急がれるのか否かを判断しなければなりません。もともとパスは，経験的に作成されていた診療計画（暗黙知）を定型化（形式知化）したものに過ぎません。したがって，100％に近い確率で美味しい料理が完成する「クッキングレシピ」ではないことを医療関係者は十分理解すべきです。全国には施設内や地域単位で「パス大会」を開催してバリアンス分析等に取り組んでいる施設もありますが，パスの本質がオーダリング内容の統一化にあるのではなく，診療の質向上を目指した標準化システムツールであることを再認識することが大切です。

137

Q63 「事前指示書」やACPについて教えてください

Answer

　医療機関を訪れる患者さんがどんどん高齢化している状況下，本人の意思に沿った診療が本当に行われているのか，その判断がきわめて難しい症例に出会う機会も少なくありません。2025年には高齢者の5人に1人が「認知症」になるとの話もありますが，認知症疾患に限らず，遺伝子診療などを含め昨今の医療環境の変化にはついていくのが大変です。医療者側の倫理観や科学的判断に期待するのは当然のことですが，それでも人はそれぞれ価値観を持っていますので個人の意思はある程度尊重されるべきです。病院内の掲示物やウェブサイトなどには「患者の権利」が明文化されているかと思いますが，各種権利のなかで「個人の尊厳」は最も守られるべきものと考えます。

　とはいえ，高齢化が進むと人の判断能力が低下していくのはある程度仕方がなく，いざというときの対応判断基準を自分の中で決めておきたいと思う気持ちは理解できます。事前指示（アドバンス・ディレクティブ〈Advance Directive：AD〉）と聞くと日本では「リビング・ウィル（生前指示）」そのものだと捉え尊厳死（法）と絡めた議論がなされがちですが，本来，事前指示はもっと広い概念であることを知っておくべ

アドバンス・ディレクティブとは？

- リビング・ウィル (Health care directives, Health care declarations)
    - 腎機能停止時の透析
    - 肺機能停止時の人工呼吸器
    - 心肺停止時のCPR (Cardio Pulmonary Resuscitation)
    - 食事がとれなくなった際の経管栄養（胃瘻）
    - 死後の臓器移植
- 医療判断代理委任状 (Durable Power of Attorney for Health Care)
- 蘇生処置拒否指示 (Do Not Resuscitate Order)・・・DNR, DNAR
- 延命治療に関する医師の指示
  (Physician Order for Life-Sustaining Treatment：POLST)
- その他（エンディング・ノート）

アドバンス・ディレクティブ＝リビング・ウィルではない。

きです。事前指示の種類（内訳）は先の表に示しましたが，いわゆる「リビング・ウィル」はその中の一部に過ぎません。なお，認知症の患者さんに対して財産等の処理やその判断を「成年後見人」に委ねることがよくありますが，成年後見人は被後見人の医療処置等の選択判断は原則できません。

　人はいつか必ず死にますが，悪性腫瘍（がん疾患）であれば突然死は通常ありません。「不治の病（がん）」と言われても，最後亡くなるまでの間に本人の意志さえしっかりしていれば，残された家族に大きな負担をかけないこともある程度可能です。ところが交通事故などで突然死すれば，銀行口座等の所有の有無だけでなく，パソコンのパスワードなどもまったくわからないといった事態が突然起こります。年齢が若い頃には自身の「死」を意識する機会がほとんどないでしょうが，高齢者になるにつれその種のことを家族で話し合い記録（文書）として残しておくことも案外大切です。ACP（Advance Care Planning：アドバンス・ケア・プランニング）とは，患者さん本人と家族が医療者や介護提供者などとともに，現在の病気（病状）だけでなく意思決定能力が低下した場合に備え終末期を含めた今後の医療・介護について話し合うことや，意思決定ができなくなった際に本人に代わり意思決定を行う人を決めておくという一連の「プロセス」のことです。

　医師事務作業補助者が比較的多く配置されている急性期病院では，入院すると同時に退院支援が進められるといった診療プロセスが一般化しています。先に述べたACPを実現するためには，医療・介護関係者と本人・家族との信頼関係の構築がとても大切です。外来通院を通じて担当医との信頼関係は構築できていても，看護師ほか他職種との関係が薄くなりがちな状況下，入院前後の外来において患者・家族と看護師ほかがもっと接する時間が必要です。ACP＝事前指示（書）と捉える向きもありますが，実は医療関係者と患者・家族が話し合う場の確保ならびに「話し合う」プロセスそのものがACPだと考えます。2018年11月にACPの愛称が「人生会議」と決まった背景もそのあたりにあるはずです。あわせて，11月30日（いい看取り・看取られ）が「人生会議の日」になったことも知っておくとよいでしょう。

139

Question 64

Q64 院内に「入院支援センター」という部署が新しくできたのですが，どんな役割を担う部署なのでしょうか？

Answer

　地域医療連携という用語（言葉）にはさまざまな意味合いがありますが，これまで歴史的には，診療報酬改定の内容変更等に伴って方向性が大きく変化していった経緯があります。実際，2000年の「急性期病院加算」の新設は「地域医療支援病院」を中心に「地域（医療）連携室」という部署を院内に設置させる契機となり，その後，患者紹介率の向上を目指した「前方連携」活動の推進へとつながりました。ところが，2006年に紹介率に関係する加算等が廃止され「地域連携診療計画管理料」や「地域連携退院時共同指導料」などが新設されたことで，地域連携パスの活用等を含む「後方連携」機能の強化が求められることになりました。また，その頃より「退院調整部門」への看護部からの参入（参画）が積極的に進められ，それまで事務職員が中心に担っていた地域連携業務は看護師やMSWが主体の運用・活動へと変わっていきました。その後，現在に至るまで，診療報酬改定のたびに名称変更等はあるものの，「退院調整加算（2008年）」，「新生児退院調整加算（2010年）」，「退院支援加算（2016年）」，「入退院支援加算（2018年）」といった後方連携活動を後押しするような医療施策が進められています。

　その一方で，入院中心の医療から外来重視の医療へと少しずつ方向転換が図られており，医療現場では「入院前」および「退院後」の診療・ケア等の充実が求められてきています。とくに入院前の外来対応では，超高齢者や複雑な合併症を有する患者さんが増えていることから，多職種による各種支援や専門的な介入を入院前から積極的に行ってスムーズな入退院につなげていくことが期待されています。具体的には，これまで入院直後に行っていた持参薬管理や栄養評価などを入院する前の外来において実施するといった対応や，外来に設置された「周術期センター（仮称）」で手術目的の患者さんに事前介入を行っていく試みなどが進められています。

　そのような背景のもと，2018年度の診療報酬改定では「退院支援加算」から名称変更となった「入退院支援加算」に加え「入院時支援加算」が新設され，外来部門での多職種による診療・ケア等への介入が評価されるようになりました。その結果，多くの医療機関では「入院支援センター（仮称）」と呼ばれる部署（ブース）が外来フロアに設置されだし，看護師を主体とした多くの専門職種による介入が少しずつ進められて

⑥チーム医療の一員としての疑問

います。正直，まだまだ未成熟な入院支援センターが多いように思われますが，将来的には同センターに薬剤師や管理栄養士，リハビリセラピストなどを配置することになるのでしょう。

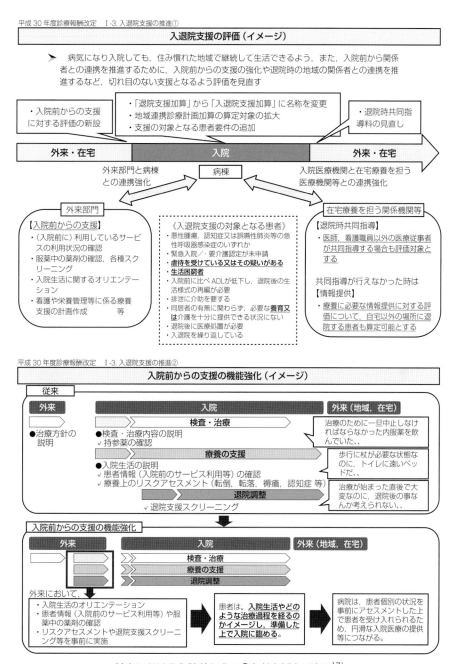

外来における入院前からの「患者支援」の流れ[17]
入院前からの「患者支援」が患者さんとの良好な関係構築につながる。

Question 65

Q65 「地域連携室」とはどんな部署ですか？

Answer

　最近は，中小規模の医療機関にも「地域連携室」または「地域医療連携室」といった名称の部署や部屋が用意されているはずです。その背景には「Q&A 64」でも解説したように医療機関の出入口を管理する部門の重要性が徐々に認識されてきたことがありますが，その一方で相変わらず「前方連携」の業務は外来診察の予約受付と割り切って事務系の委託職員のみで対応している施設も少なくありません。地域連携室が担うべき機能を十分理解していないからだと思いますが，本来，医療機関の中で最も優秀な事務職員が配置されるべき部門（部署）は「地域連携室」と「経営企画室」だと考えます。実際，医療機関の最大の収入源である入院収益は，入院患者さんの数（新規入院患者数）で決まります。確かに医師が確保されていなければ患者さんは来院しませんが，「当院にはスーパードクターがいないから収益が上がらない」といった言い訳を事務職員がすべきではありません。

　地域連携室の役割（活動）として著者がいつも考えていることは，まずは現状分析，次に目標設定，そして「行動」を起こして反応を見るというプロセスです。現時点で年間何人の新規入院患者さんがいるのか，1日の外来患者数は何人なのかといったこ

地域連携室の重要性

○地域連携室
　　前方連携→後方連携→前方支援の時代へ
　　地域支援活動＋広報活動（webサイト・SNSなど含む）
　　<u>社交的・営業センス</u>のある事務職員の投入（行動力あるエース）

○経営企画室
　　データ分析→企画提案→PDCA
　　収益・診療単価→利益・・・財務会計より管理会計（BEPなど）
　　新たな施設基準申請の提案
　　院内の各部署に顔が利く<u>知的頭脳集団</u>（ドリームチーム）
　　＊バーチャルチームでも可（持ち寄りパーティ：potluck party）

優秀な事務職員を「地域連携室」と「経営企画室」に集めるとよい。

⑥チーム医療の一員としての疑問

とが基本となります。500床規模の病院で（年間平均の）病床稼働率が80％，在院日数が12日であれば，500床×0.8×365／12＝約12,170人の患者さんが（再入院を含め）新規に入院しているはずです。その患者さんの多くに地域連携室は関与しているかと思いますが，どこの地域から，どの診療科に，どんな治療を目的に入院してきたのか，年齢・性構成はどうなのか，それらの傾向に最近大きな変化は起きていないのかといったことを，地域連携室の職員は継続的にフォローしていかなければなりません。細かい診療統計の作成や分析などは「経営企画室」に任せておけばよいですが，外来の出入口を実際に仕切っているのは「地域連携室」だというプライドを持ってほしいところです。以前にはごく少数の事務職員で日常業務を行っていたかもしれませんが，最近は「退院調整部門」や「入院支援センター（仮称）」などと統合した形で機能強化に努めている医療機関も増えています。

　そのほか，地域連携室は来院患者さんの紹介元施設がどこなのか，紹介件数が多い施設はどこなのか，経年的に紹介件数が減っている施設はないのかといったことにも眼を光らせている必要があります。開業医の先生方に決して媚びる必要はありませんが，紹介患者さんが来院したら「患者さんが確かに受診したこと」を返信し，後日入院となればその連絡を行い，退院したら担当医からの「入院経過記録等を含む返書」が確実に送られたか確認するといった作業が地域連携室には期待されます。当然，担当医（または診療科）から返書が送られていないようであれば，再確認ののち必要に応じて返書記載を催促するといった対応なども求められます。近隣の開業医の先生方にしてみると，遠方にいるスーパードクターより普段の応対が丁寧な近くの医療機関を利用したいという気持ちは案外強いはずです。あわせて，自施設の部長クラスの先生方が医師会を含む地域の集まりにおいてロビー活動を展開してくれればベストですが，地域連携室の事務職員も開業医の先生方に顔を覚えてもらうようにしていくことが大切です。

　ここまで述べてきたような機能を普段担っている部署が「地域連携室」なのですが，実は医師事務作業補助者にとっても重要な院内部署の一つとなっています。実際，外来を受診する紹介患者さんの事前情報を最初に受け取る場所（部署）は地域連携室ですので，医師事務作業補助者が担当診療科（担当医）と地域連携室との間を上手くつなぐことはとても大切だと考えます。そのほか，紹介元施設や紹介先医療機関に送付する画像データ（CD・DVD等）や病理標本等を取り扱う窓口も地域連携室である医療機関が少なくないことは知っておくとよいでしょう。

143

Question 66

Q66 「患者相談窓口」では，どんな相談に応じてくれるのですか？

Answer

　最近は，医療機関の正面玄関近くに「患者相談窓口」を設置している施設が少なくありません。その背景には，医療法や診療報酬請求における各種加算の施設要件等の中に，多岐にわたる「相談対応」が可能な体制と環境整備等が求められていることがあります。ちなみに，患者相談窓口を訪れる方々の相談内容は，医療安全に直接絡んだものや苦情等を除けば医療福祉関連のものがほとんどです。具体的には，医療費や生活費などに関する経済問題，療養継続に向けた各種制度の紹介，社会復帰や就労支援，転院や在宅医療等に絡んだ退院調整などの相談がよく寄せられてきます。そのため，患者相談窓口には各種事案に対応できる人員（人材）の確保が必要であり，多くの医療機関では一般事務職員のほかに看護師や MSW（Medical Social Worker）としての社会福祉士・精神保健福祉士などが配置されています。そのほか，がん診療連携拠点病院や難病医療拠点病院，肝疾患診療連携拠点病院などでは，各領域・各分野において専門的な相談対応が可能な人員配置が別途なされているはずです。

　医師事務作業補助者として患者相談窓口に直接関与する日常業務はないでしょうが，そこで働いている社会福祉士や精神保健福祉士などから学ぶべきことは多いかと思われます。実際，普段代行記載を行っている医療文書のなかには，社会福祉制度等の理解が必要となるものが少なくありません。もし可能であれば，患者相談窓口のスタッフ（社会福祉士等）に医師事務作業補助者の院内勉強会への参画を依頼できるとよいでしょう。

（補足）

　近年，報道では児童虐待や高齢者虐待，配偶者虐待，障害者虐待等の問題がよく取り上げられています。そのような状況下，医療機関や教育機関などは，虐待を早期に発見して行政等に通報することが期待される施設（職場）として位置づけられています。病院の救急外来には虐待が疑われる患児や高齢者，配偶者などがときにやってきます。プライバシーの問題もあり深く立ち入った質問をすることは難しいかと思われますが，第一線で活躍している医療従事者にはその予兆に気づくセンスが求められています。虐待の疑いがある事案については，患者相談窓口を通じて児童相談所などの

⑥チーム医療の一員としての疑問

行政機関に通報・連絡を行う流れがあることを知っておくとよいでしょう。

虐待の分類について

・対象による分類
　　　児童虐待
　　　配偶者虐待（ドメスティックバイオレンス［DV］）
　　　高齢者虐待，障害者虐待
　　　動物虐待ほか
・行為による分類
　　　身体的虐待，心理的虐待，性的虐待
　　　経済的虐待，ネグレクト（養育放棄・無視）
・その他の類似行為
　　　ハラスメント，身体拘束，監禁など

　医療機関は「虐待」を早期に発見することが可能な施設の一つである。

Question 67

Q67 「メディエーション」や「メディエータ」という用語をときに聞くのですがなんのことですか?

Answer

「Q&A 50」でも触れましたが,1999年1月11日の横浜市立大学病院での医療事故を契機に,医療事故・医事紛争という領域(分野)が大きくクローズアップされたように感じます。それまでも医療事故はたくさん起きていたのでしょうが,医療という世界が聖域と考えられていたのか,一般国民の医療従事者に対する信頼が盲目的であったためか,マスコミで取り上げられる機会は比較的少なかったように思われます。あれから20年,医療事故に絡んだ訴訟等の件数はピークを過ぎたとされているものの,テレビや新聞等での各種報道事例はなくなることがありません。

そのような背景のもと,医療従事者は法律等を守ることと紛争に備えて予防策を取っておくことは学びましたが,コミュニケーションスキルを高める努力はいまだ十分でない印象を受けます。実際,訴訟が多い欧米においても,訴えられない医師の多くはコミュニケーションが上手な医師であることはよく知られています。その一方で,一般国民は,医療従事者(医師)が軽症かつ安全な患者さんの診療のみを行い難しい病態には対応しないという委縮医療を決して望んではいないと考えます。そもそも絶対に安全だとする医療(治療)などは存在しないように思います。したがって,ヒトが2人寄れば「紛争」は必ず起こるということを前提に,医療従事者には一般人より長けたコミュニケーションスキルの取得が求められます。

紛争には必ず対象となる相手がいるはずですが,両者の利害関係を踏まえた対応策には,回避,対決,順応,妥協,協働といったポジション(立場)が存在します。日本人は「相手の利益への関心」を比較的優先して「順応」または「妥協」という対応を選択しがちですが,最も理想的な紛争解決は「自分の利益への関心」にも配慮した「協働(Win-Win)」であることは間違いありません。「メディエーション」という用語は紛争解決の手法であるADR(Alternative Dispute Resolution:裁判外紛争解決)の一つ(調停)を意味しますが,最近はさまざまな場面での紛争解決や対立的議論の場で必要なコミュニケーションスキルとして注目されています。ここではメディエーションスキルの詳細な解説は省略しますが,紛争解決にあたっては,傾聴を重視しつつ相手の主張の奥底にある本音(インタレスト)を探ることが重要だとされています。そして,中立性を最後まで保ちながら,パラフレイジング,サマライジング,リフレイ

146

ミングなどの手法を用いて「ヒト」と「問題」を切り離す，過去から未来志向へ，そしてインタレストを議論の中心に持ってくるといった応対がメディエーションではなされます。それらの手法は医療専門職だけでなく，医師事務作業補助者を含む一般事務職員にも会得してほしいスキルだと考えます。なお，関係団体が主管するメディエーションの研修プログラムに参加し修了認定を受けた人が「メディエータ」として呼称されています。

　いずれにせよ，医療紛争の場合，患者さんが真に望んでいることは「真実を知りたい」，「謝罪をしてほしい」，「再発を繰り返してほしくない」といったことであり，裁判に持ち込んで「補償をしてほしい」と考えている人は少ないことを再認識する必要があります。世の中にはメディエーションのみで対応できない事案も少なからずありますが，多くの紛争が良好なコミュニケーションの確立によって下火になることも事実です。

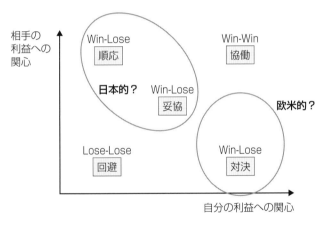

紛争のスタイル（Win-Winへのアプローチ）
　日本人は「順応」と「妥協」を好み，欧米人は「対決」を好む傾向がある。

医療紛争時に患者サイドが望んでいること
　裁判では深層の問題は解決されない。

Question 68

Q68 医師事務作業補助者として，今後業務拡大していくべき領域にはどんなものがありますか？

Answer

「Q&A 43」でも触れたように，医師事務作業補助者には段階を踏んだスキルアップが求められます。実際，日常業務の中では診断書や証明書等の作成支援に始まり，診療補助としての代行入力，紹介状や返書等の代行記載，NCD やがん登録などの入力支援，学会・研究会等の資料作成といった領域への展開が期待されているのは事実です。しかし，昨今の医療環境の変化はきわめて著しく，医師事務作業補助者に求められる業務範囲や支援内容等は少しずつ変わっていくようにも感じます。一例をあげれば，医師の地域偏在や診療科偏在などが社会的にも問題視されている状況下，現在の「医師事務作業補助体制加算」には届出病床数と医師事務作業補助者数の比率で診療報酬点数が決められるという矛盾があります。医師事務作業補助者の顧客は誰なのかを考えた場合，現状医師であることは確かですが，将来的にはその他の医療従事者も含めていくべきかと思います。正直，都心部で研修医を含む若い医師が比較的多い医療機関に医師事務作業補助者を数多く配置して，人員的に余裕のある診療科や若手医師の業務支援を行っていくという方向性には疑問を抱かざるをえません。

本著の執筆段階では流動的な側面もありますが，厚生労働省は2019年初頭の「医療従事者の需給に関する検討会 医師需給分科会」において，従前の「人口10万人あたりの医師数」ではなく患者の移動状況や医師の年齢・性別等にも配慮した「医師偏在指標」を都道府県別，二次医療圏別，診療科別に公表しました。その分析作業には相当な労力と時間を費やしたものと思いますが，今後はこの偏在指標をもとにした医師の確保対策が各都道府県で進められていくことになります。当然，それにあわせて医師の業務負担軽減に向けたタスクシフトのありかたが見直される可能性も高く，医師事務作業補助者はその種の議論にも今後注目していく必要があります。あくまで私見ですが，医師の少ない地域や高齢医師が多い地域，ICT 化が進んでいない地域などで，医師の残業時間が長くても当面許容される医療機関（地域医療確保暫定特例水準が認められる施設）においてこそ医師事務作業補助者の活躍の場があるように思います。

医師が医師事務作業補助者に「本当に手伝ってもらいたい」業務はなんなのか，診療報酬請求における施設基準等を度外視して考えれば，その答えは自ずと見えてくる

⑦専門性のより高い業務を目指すために

医師の時間外労働規制について①

【時間外労働の上限】

一般則

（原則）
1か月45時間
1年360時間

（例外）
・年720時間
・複数月平均80時間（休日労働含む）
・月100時間未満（休日労働含む）
年間6か月まで

※この（原則）については医師も同様。

2024年4月～

A：診療従事勤務医
年960時間（例外あり）／月100時間（例外あり）
※いずれも休日労働含む
※2024年度以降適用される水準

特例B：地域医療確保暫定特定（医療機関を特定）
年1,860時間（例外あり）／月100時間（例外あり）
※いずれも休日労働含む
⇒将来に向けて縮減方向

C-1／C-2：集中的技能向上水準（医療機関を特定）
C-1：初期・後期研修医が、研修プログラムに沿って基礎的な技能や能力を習得する際に適用
※本人がプログラムを選択
C-2：医籍登録後の臨床従事6年目以降の者が、高度な分野について、特定の医療機関で診療に従事する際に適用
※本人の発意により計画を作成し、医療機関が審査組織に承認申請

将来（暫定特例水準の解消（＝2035年度末）後）

A／C-1／C-2
将来に向けて縮減方向
年960時間（例外あり）／月100時間
※いずれも休日労働含む

【追加的健康確保措置】

月の上限を超える場合の面接指導と就業上の措置（いわゆるドクターストップ）

- 連続勤務時間制限28時間・勤務間インターバル9時間・代償休息のセット（努力義務）
※実際に定める36協定の上限時間数が一般則を超えない場合を除く。

- 連続勤務時間制限28時間・勤務間インターバル9時間の確保・代償休息のセット（義務）

- 連続勤務時間制限28時間・勤務間インターバル9時間の確保・代償休息のセット（義務）
※初期研修医については連続勤務時間制限を強化として徹底（代償休息不要）

- 連続勤務時間制限28時間・勤務間インターバル9時間の確保・代償休息のセット（努力義務）
※実際に定める36協定の上限時間数が一般則を超えない場合を除く。

- 連続勤務時間制限28時間・勤務間インターバル9時間の確保・代償休息のセット（義務）

※あわせて月155時間を超える場合には労働時間短縮の具体的取組を講ずる。

医師の時間外労働規制[18]

時間外労働時間の適正管理にはまだまだ課題が多い。

気がします。確かに一つには，膨大に増え続ける医療文書への対応があります。しかし，本書の中でも少し触れましたが，医師（あるいは医師事務作業補助者）にあえて委ねなくてもよいと思われる文書類は少なくなく，現在も増え続けている医療文書を医師事務作業補助者のマンパワーのみで対応しようとすることには無理があるような気がします。この問題の解決にはロボットやAIなどの利活用が将来的にはあるべきなのでしょう（参照：Q&A 79）。

　その次に医師事務作業補助者に期待される業務として，昨今著しい勢いで増え続けているデータベース関連の登録（レジストリー）作業があります。「がん登録」については多くの施設で診療情報管理士が（病院の業務として）介入しているかと思いますが，NCDのほかJCVSD，JND，JEDといった学会等が主導するデータベース化事業に関しては，医療機関側が病院のルーチン業務として捉えていないことも少なくありません。結果的に医師が個人で入力しているか，医師事務作業補助者を含む事務職員等に入力支援を依頼しているかのどちらかだと考えます。本来であれば，この種の登録業務は専門医などによる正確なデータ入力が基本となりますから，医療機関として専門医の確保を重視しているのであれば，施設として医師事務作業補助者だけに頼らないサポート体制を検討すべきと考えます。

　日常診療の中で医師が医師事務作業補助者等に最も依頼したいと考えているものの，現状難しいと思われる業務領域が「救急診療現場でのリアルタイムの記録記載」です。実際，救急現場では診察（診療）と同時に記録を記載することが通常困難であるため，身体計測結果やバイタル変化などをあとから記録することで各種データの誤記載が生じる可能性もあります。たとえば，循環器内科において冠動脈造影検査を行う場合，術者はカテーテル操作をしながら「○番の血管が○％狭窄している」という所見を取っています（頭の中で覚えています）。そして，すべての作業が終わったあとで，（患者さんの家族に説明等を行ったのちに）数多くある血管の狭窄状況等を思い出しながらカルテに記載することになります。都心部の基幹病院などであれば若い医師に横で筆記係を依頼することも可能でしょうが，1，2人の医師で当該診療を行っている場合にはそのような対応が不可能です。そのような際に，術者がマイクでリアルタイムに所見を述べつつ隣室で医師事務作業補助が記録を取ってくれれば，担当医（術者）はどんなに助かることか誰にでも容易に想像がつくはずです。医師事務作業補助者が世の中で注目されだした黎明期に当該職種を最も上手に活用した診療科は整形外科だとされています。その背景として，整形外科の臨床現場では，医師が診察を行いながら関節可動域や筋力などを計測している診療スタイルがあると考えます。医師が診察所見（計測結果）を口頭で述べている横で医師事務作業補助者がそれを代行記載することにより，診療時間が大きく短縮したという事例は整形外科領域で少なく

⑦専門性のより高い業務を目指すために

ありません。そういった観点で考えてみると，救急外来における医師事務作業補助者の需要はかなり高いものがあるはずです。一例をあげれば，医師事務作業補助者が救急外来を歩き回りながら，診察や処置等を行っている医師・看護師からの言葉（発言）や指示内容等を iPad に入力していく業務スタイルなどは関係者からもきっと喜ばれるものと思われます。

　これまで医療文書等の作成支援が主たる業務であった医師事務作業補助者にしてみると，最後に述べたような救急診療現場への業務拡大は決して容易でないと考えます。実際，相当なスキルが求められるのは間違いありません。しかし，国が「タスクシフト・タスクシェア」の対応要員としてクラーク（医師事務作業補助者）に多大な期待をかけているのは間違いなく，最近では ICU など集中治療部門での業務支援が注目されていることなどは知っておくべきかと思います。

Question 68

参考：第13回検討会 (12/5) 資料3

医師の労働時間短縮について（イメージ）

（週勤務時間100時間のケース）

削減可能時間	当直待機 7.8時間
	診療外 18.8時間
	ICU 41.3時間
	病棟
	外来 15.1時間
	手術 17.0時間※

※外科医の場合も内視鏡等の手技が該当

- 医療機関間の連携、機能分化
- 労働時間管理の適正化
- 会議等の効率化
- タスクシェア・シフトにより削減
- タスクシェア・シフトにより削減
- タスクシェア・シフトにより削減
- 削減できない時間

（週勤務時間60時間のケース）

| 当直待機時間 |
| 診療外時間 |
| ICU |
| 病棟 |
| 外来 |
| 手術 17.0時間 |

週100時間勤務ケースの場合、削減可能時間を約50%削減できされば、この水準に

病院機能や診療科の特性、地域における医療提供体制の状況、これまでなされてきた取組の状況等によって、今後、どのような取組が可能であるか・有効であるかが異なる。

※外科医等の場合は内視鏡等の手技が該当

現状は、勤務時間週100時間超の医師から、週60時間を下回る医師まで様々

時間数イメージ

削減のイメージ（例）	現状、週100時間勤務の場合	現状、週80時間勤務の場合
病棟・ICU業務の6割を特定行為研修了看護師、クラーク、集中治療医等と分担	週25時間程度削減	週20時間程度削減
外来業務の6割を地域の診療所へ紹介・総合診療医と分担等	週9時間程度削減	週7時間程度削減
2次救急の輪番制導入等により、救急当直日を2分の1にすることとで待機時間を半減	週4時間程度削減	週3時間程度削減
非効率な会議を効率化（週2回・2時間の会議の出席を半減）	週2時間削減	

※表中の削減可能時間は、平成29年度厚生労働行政推進調査事業費「病院勤務医の勤務実態に関する研究」（研究代表者 国立保健医療科学院 種田憲一郎）において実施された「病院勤務医の勤務実態調査（タイムスタディ調査）」結果における勤務時間の内訳を元に、「削減のイメージ（例）」に沿って算出したもの。

医師事務作業補助者に期待されている真のタスクシフトの領域[19]

医師事務作業補助者に期待されている真のタスクシフト領域はどこなのか？

⑦専門性のより高い業務を目指すために

Q69 救急外来にて医師事務作業補助者ができることはなんですか？

Answer

　「Q&A 68」で説明したように，「救急外来」において医師事務作業補助者に期待される潜在的業務は少なくありませんが，現時点では未知数の部分が多いように感じます。なお，ここでイメージしている「救急外来」とは一般病院における夜間当直などでの急患対応現場ではなく，日中から救急車が次から次へとやってきて，手術室へとそのまま向かう患者さんや救急・集中治療部門の病棟に緊急入院する患者さんなどを数多く扱う施設での診療現場です。医療機関によっては都道府県から「救命救急センター」としての認証を受けている施設もあるでしょうが，救命救急センターとしての認定を受けていなくても地域の基幹病院として24時間365日体制で救急診療を行っている施設は少なくありません。その種の医療機関では，救急科専門医のほか救急看護認定看護師や集中ケア認定看護師，薬剤師，管理栄養士，臨床工学技士など数多くの医療専門職が協働している姿をよく見かけますが，そのような診療現場において医師事務作業補助者がこれからどれだけ輝けるかが問われている気がします。

　救急外来の現場ではリアルタイムに記録を残しておきたい事実やバイタルデータ，検査結果等が数多くあるはずですが，次から次へと患者さんが入退室するため医療従事者も電子カルテ画面に向かう時間がすぐには取れないことが少なくありません。すべての診察対応が終了したあとや救急診療の合間などに診療録記載を行うのでしょうが，そのときにメモ的なものが残されていたり下書き入力などがなされていれば助かるものと考えます。そのような職場環境であることを考えると録音機器の活用なども有効だとは思いますが，録音内容の書き起こし（文字起こし）にはやはり手間がかかります。救急外来における医師事務作業補助者の模範的な業務スタイルはいまだ確立していませんが，一般外来での代行入力（代行記載）に準じた業務支援を行うことができれば，すべてのスタッフから感謝されることは間違いありません。

　（補足）敗血症と菌血症の違い
　敗血症は「感染を原因として全身性に炎症が起きている状態」と定義され，以前にはSIRS（Systemic Inflammatory Response Syndrome）という用語（概念）で説明されることも多かったのですが，SIRSでは4項目（体温，呼吸数，心拍数，白血球数）

153

のみに注目した臨床評価がなされていました。しかし実際にはそれ以外の臨床変化を伴っていることも多く，現在はSOFAという6項目の臓器障害指標からなるスコアがよく使われています。また，このSOFAはICUなどの集中治療部門において患者さんの重症度や致死率との相関が強いことが知られており，最近は集中治療部門の入院患者さんに対して全症例でSOFAスコアの計測がなされているかと思われます。

一方，菌血症とは本来無菌であるはずの血液中に細菌が存在する状態（病態）を指しており，血液培養検査によって最終的な診断がなされます。敗血症とオーバーラップする概念ではありますが，別物と考えるのが正しい理解です。

		SOFA score				
		0	1	2	3	4
呼吸器	PaO2/FiO2 (mmHg)	>400	≦400	≦300	≦200 呼吸器補助下	≦100 呼吸器補助下
凝固系	血小板数 (×10³/mm2)	>150	≦150	≦100	≦50	≦20
肝	ビリルビン値 (mg/dL)(mmol/L)	<1.2 / <20	1.2-1.9 / 20-32	2.0-5.9 / 33-101	6.0-11.9 / 102-204	>12.0 / >204
心血管系	低血圧	なし	平均動脈圧 <70mmHg	ドパミン≦5γ あるいはドブタミン投与 (投与量を問わない)	ドパミン>5γ あるいはエピネフリン≦0.1γ あるいはノルエピネフリン≦0.1γ	ドパミン>15γ あるいはエピネフリン>0.1γ あるいはノルエピネフリン>0.1γ
中枢神経系	Glasgow Coma Scale	15	13-14	10-12	6-9	<6
腎機能	クレアチニン値 (mg/dL)(mmol/L) あるいは尿量	<1.2 / <110	1.2-1.9 / 110-170	2.0-3.4 / 171-299	3.5-4.9 / 300-440 あるいは<500mL/day	>5.0 / >440 あるいは<200mL/day

SOFA（sequential organ failure assessment）score：重要臓器の障害度を数値化した指数
　敗血症は菌血症とはまったく違う病態である。

⑦専門性のより高い業務を目指すために

Q70 大規模災害時に医師事務作業補助者は何ができますか？

Answer

　「大規模災害時に医師事務作業補助者は何ができるか」という問いは，そのまま，「病院の事務職員（医事課系職員）は何ができるか」という問いと同じことかと考えます。医療機関において法的に定められた年2回の防災訓練（消防訓練）はどこでも行っているでしょうが，大規模災害を想定した医療活動訓練やシミュレーションなどを本格的に行っている施設は限られているかと思われます。医療機関の役割は規模や機能によって異なりますが，地域の基幹病院であり災害拠点病院にも指定されているならば，大規模災害時においても，なるべくすみやかに本来期待されている医療機能を発揮することが求められます。BCP（Business Continuity Planning）は「災害などの緊急事態が発生した際に企業が損害を最小限に抑え事業の継続や復旧を図るための計画」と定義されていますが，医療機関においても，災害前の診療機能をなるべく早く取り戻すための計画（書）として位置づけられています。実際，100年に1回来るか来ないかという大規模地震だけでなく，台風などの自然災害においても長時間のシステムダウンが起こりえます。そのような際に紙カルテ等を使用するなどして，いかに日常診療を継続できるようにするかが大切です。当然，定期的なシミュレーション訓練なども重要になります。

　大規模災害時には診療内容等も比較的限られたものとはなるでしょうが，非常用電源が確保され外部との通信網がある程度回復している状態であれば，参集した医療機関の職員にはそれぞれ求められる役割があるはずです。実際，被災直後の来院患者さんに対しては，トリアージタッグを使用した初期対応や外部から応援にきた「災害派遣医療チーム（Disaster Medical Assistance Team：DMAT）」との協働（重症患者さんの広域搬送）などが重要になります。その後は時間の経過とともに軽症な患者さんが来院してきますので，仮に電子カルテシステムが動いていなくても，紙カルテ運用での対応等は当然求められるものと考えます。災害時の診療記録に関して厳格な取り決めはないようですが，過去に使用していた自施設の紙カルテが残っていなければ，日本診療情報管理学会・日本病院会・日本医師会・日本救急医学会・日本集団災害医学会・国際協力機構・日本精神科病院協会が共同して作成した「災害診療記録2018報告書」などを活用するのもよいかと思います（http://www.jhim.jp/disaster/

155

Question 70

pdf/2018/2018kiroku_doc_v3.pdf)。

　ちなみに,「災害拠点病院」は平成27年4月1日時点で全国に694施設あるとされていますが,それらの施設に期待されている運営体制(平成30年9月5日通知)は以下の通りです。

(運営体制)--
災害拠点病院として,下記の要件を満たしていること。
①24時間緊急対応し,災害発生時に被災地内の傷病者等の受入れ及び搬出を行うことが可能な体制を有すること。
②災害発生時に,被災地からの傷病者の受入れ拠点にもなること。なお,「広域災害・救急医療情報システム(EMIS)」が機能していない場合には,被災地からとりあえずの重症傷病者の搬送先として傷病者を受け入れること。また,例えば,被災地の災害拠点病院と被災地外の災害拠点病院とのヘリコプターによる傷病者,医療物資等のピストン輸送を行える機能を有していること。
③災害派遣医療チーム(DMAT)を保有し,その派遣体制があること。また,災害発生時に他の医療機関のDMATや医療チームの支援を受け入れる際の待機場所や対応の担当者を定めておく等の体制を整えていること。
④救命救急センター又は第二次救急医療機関であること。
⑤被災後,早期に診療機能を回復できるよう,業務継続計画の整備を行っていること。
⑥整備された業務継続計画に基づき,被災した状況を想定した研修及び訓練を実施すること。
⑦地域の第二次救急医療機関及び地域医師会,日本赤十字社等の医療関係団体とともに定期的な訓練を実施すること。また,災害時に地域の医療機関への支援を行うための体制を整えていること。
⑧ヘリコプター搬送の際には,同乗する医師を派遣できることが望ましいこと。

　大規模災害時においては,医師事務作業補助者を含め医療機関の事務職員には臨機応変な対応が求められます。具体的には,日常の診療録記載における定型的な業務手順等にはこだわらず,必要と思われる情報をとにかく記録として残しておくこと,そして,後日に検索や抽出ができるようになんらかの工夫を図っておくことが大切です。

⑦専門性のより高い業務を目指すために

トリアージ・タッグ		平成22年度作製 静岡県 ㈳静岡県病院協会

(災害現場用)

No.	氏名 (Name)	年齢 (Age)	性別 (Sex) 男 (M) 女 (F)
住所 (Address)		電話 (Phone)	
トリアージ実施月日・時刻 月　　日　AM/PM　時　　分		トリアージ実施者氏名	
搬送機関名	収容医療機関名		
トリアージ実施場所	トリアージ区分 (黒) 0　(赤) Ⅰ　(黄) Ⅱ　(緑) Ⅲ		
トリアージ実施機関			医　　師 救急救命士 そ　の　他
症状・傷病名			
特記事項			

0
Ⅰ
Ⅱ
Ⅲ

トリアージ・タッグ	平成22年度作製 静岡県 ㈳静岡県病院協会

特記事項

0
Ⅰ
Ⅱ
Ⅲ

トリアージタッグ
0（黒）・Ⅰ（赤）・Ⅱ（黄色）・Ⅲ（緑）でトリアージを行う。

157

Question 71

Q71 「診療情報管理士」とはどんな職種ですか？

Answer

　「診療情報管理士」は医療機関におけるさまざまな診療情報を一元的に取り扱い，国際統計分類などをもとにしたコーディング管理を行うとともに，必要に応じて院内外で求められる各種情報を抽出・提供する専門職種です。診療情報管理士になるためには，「日本病院会」が指定する大学または専門学校で指定の学位を修得したのちに，あるいは通信教育を受講・修了したのちに認定試験に合格することが必要です。諸外国ではHealth Information Manager（HIM）とも呼ばれますが，平成28年時点で日本には3万人を超える有資格者がいるとされています。

　現在，多くの急性期病院では入院患者2,000人に1人くらいの割合で診療情報管理士（あるいは診療情報管理に専任する事務職員）が配置され，病名を含む診療録等の管理のほか，DPC/PDPSのコーディング作業やがん登録業務などに携わっています。

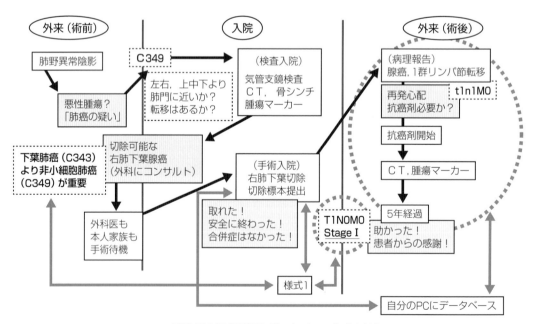

臨床医の思考過程とデータベース作成の流れ
臨床医の思考と行動に沿って診療情報管理士によるコーディング作業が行われる。

⑦専門性のより高い業務を目指すために

　先述したように，診療情報管理士になるためには通信教育でも最低2年間，大学なら
びに専門学校では3年間の教育を必要としますが，その間に医学に関する基礎知識を
一定程度学ぶことができるため，医師との対話や議論などがある程度できる専門職種
として認識されています。

　その一方で，医師事務作業補助者の多くは入職前に医学や医療等に関して十分な教
育を受ける機会がなく，入職後6カ月間のOJT（On the Job Training）と32時間研修
は義務づけられているものの，医学および医療等の知識量はまったく不足していま
す。そのような状況を踏まえると，医師事務作業補助者としてすべきことは自らが診
療情報管理士の資格取得に向けて精進するか，自施設の診療情報管理士および後述す
る「医療情報技師」などと密な関係構築を図っていくことかと考えます。

　医師事務作業補助者が診療情報管理士の資格を取れば日常業務においても必ず役立
ちます。2年間の通信教育で総額20万円ほどの費用負担が必要となりますが，医師事
務作業補助者として長く働くつもりがある意欲の高い方は，ぜひとも資格取得に向け
てチャレンジしてみてください。

Question 72

Q72 「医療情報技師」とはどんな職種ですか？

Answer

　「医療情報技師」は保健医療福祉分野の専門職の一員として，医療の特質を踏まえ，医療情報を最適な情報処理技術に基づいて安全かつ有効に活用・提供することができる知識・技術・資質を備えている職種です。実際には，医療機関等の職場において，日々の診療業務にかかわる各種情報システムの企画・開発および運用管理・保守等を行う情報処理技術者として位置づけられています。世の中には一般情報系の資格が数多くありますが，医療情報技師は他の有資格者と大きく異なり，基礎的な情報処理技術の修得だけでなく，医療情報システムや保健医療福祉分野の現場に精通している点で特別な存在になっています。

　日本医療情報学会は「医療情報技師」の育成のために学習目標の設定と体系的な育成カリキュラムの確立を図り，2003年には当該資格の取得に向けた「医療情報技師能力検定制度」をスタートさせました。また，2007年からは上級医療情報技師の育成や認定などにも積極的に取り組むことで，2015年時点で1万7,000人（上級医療情報技師は343人）を超えるとされる医療情報技師（認定者）の教育支援にあたっています。なお，医療情報技師の資格継続には5年ごとの更新手続きとポイント制の生涯教育研

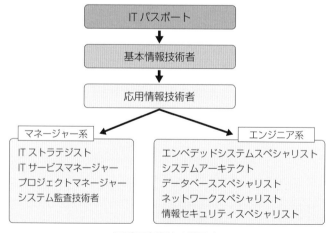

IT系国家資格の難易度
IT系の国家資格にも関心が持てるとよい。

⑦専門性のより高い業務を目指すために

修が義務づけられており有資格者の質担保への配慮がなされています。

　近年，医療機関では電子カルテシステムによる業務運用が日常化していますので，臨床現場からの日々の問い合わせやクレーム等への応対がつねに求められます。大学病院などの大規模な医療機関では「医療情報部」を設置して専従スタッフや SE 等を配置することも可能でしょうが，中小規模の病院では外部の業者に随時連絡を取ることで対応するしかない状況も珍しくありません。そういった意味では，自施設に医療情報技師の有資格者がいることは心強いかと思われます。医師事務作業補助者にとっては診療情報管理士以上にハードルが高い資格かもしれませんが，その教育プログラムには日常業務に関係する領域が少なからず含まれていますので関心が持てるとよいでしょう。

Question 73

Q73 DPCに関して知っておけばよいことはなんですか？

Answer

　医師事務作業補助者として初めて医療機関で働くにあたり，院内の情報システムだけでなく各種医療制度の複雑さに戸惑うことがあるかと思います。そのなかの一つに「DPC」という制度（用語）がありますが，入院患者さんの医療文書等を代行記載するうえでも一定レベルの知識は必要かと考えます。DPC（Diagnosis Procedure Combination）は本来，病名と手術・処置等の組み合わせにより14桁のコードを決定する分類手法（診断群分類）の一つに過ぎなかったのですが，それが診療報酬制度（保険点数）とリンクしたことで病院関係者（とくに施設管理者）には大きな関心事となりました。実際，全国の「一般病床」のうち過半数の病床に入院している患者さんの診療対応はDPC制度（診療報酬制度上は「DPC/PDPS：DPC/Per-Diem Payment System」と通称されています）にて運用されていますので，医師事務作業補助者としてもまったく無関心ではいられません。

　DPC制度ならびにDPCコーディング（14桁のDPCコードを決定するプロセス）に関しては，自著である「医師事務作業補助者のための32時間教本～くりかえし読んでほしい解説書～」や「医療事務概論―病院で働く人のみちしるべ―」の中でも詳細に解説していますのでご一読いただければ幸いです。ここでは大事な「ポイント」を二つだけ説明しておきます。一つは，診療報酬制度上のルールとして，DPC/PDPSでは診断群分類ごとに「1日あたりの入院基本料」が包括されるという点です。具体的に説明すると，DPC制度で診療対応がなされている入院患者さんは，現時点で5,000種類近くあるDPCコード（14桁コード）のどれか一つに分類されることになります。そして，該当するコードごとに定められた「1日あたりの包括点数」に「入院日数」を乗じた診療報酬点数と，手術・麻酔・放射線治療・医学管理等からなる「出来高評価部分の診療報酬点数」をあわせたものが全体の診療報酬点数となります。ただし，「1日あたりの包括点数」は入院期間が当該コードの全国平均在院日数（第Ⅱ日）を超えると大きく低下しますので，病院の経営管理部門などからは「入院期間Ⅱ」までの退院が促される理由ともなります。もう一つのポイントは，DPCコード（DPCコーディング）の本来の趣意でもある「情報分析データ」としての位置づけです。たとえば，すべての入院患者さんは14桁コードのうち先頭の2桁（Major Diagnostic Category：

MDC）で18種類の診断群に，先頭の6桁で500種類ほどの疾病に分類できますので，自施設だけでなく全国レベルでの各種ベンチマークや詳細な分析等を行うことが可能です。

　医師事務作業補助者としてDPCコーディングに直接かかわることはないでしょうが，退院時要約に記載されている病名とレセプトに記されている（DPCコードを決定するための）病名が異なっていることなどで，ときに違和感を覚えることがあるかもしれません。DPCコーディング業務では，入院のきっかけとなった病名より入院中に「医療資源を最も投入した傷病名」が重視されるためそのようなことが起こるのですが，診断書や証明書等の作成業務（代行記載）において迷うことがあれば関係者に問い合わせてみてください。

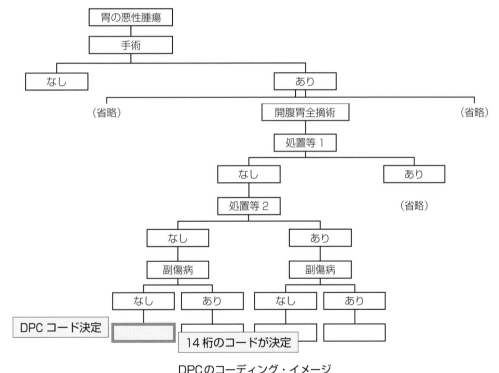

DPCのコーディング・イメージ
　最初の病名診断は医師が行い，そののち手術・処置等と連動してDPCの14桁コードが決定されていく。（中医協・総会〈2003年2月26日〉提出資料より）

Question 73

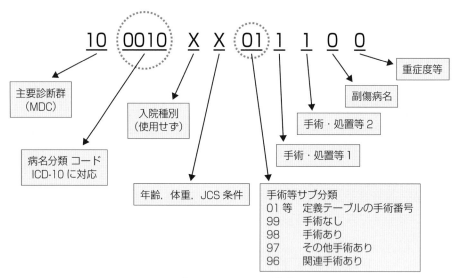

14桁のDPCコードの構造
14桁コードにはそれぞれ診療情報に絡んだ意味づけがなされており，それらをもとにしたデータ分析等が可能な仕組みになっている。

⑦専門性のより高い業務を目指すために

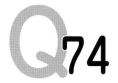

レジストリー業務とはどのようなものですか？
医師事務作業補助者はどうかかわればよいですか？

Answer

　レジストリー（Registry）という用語は一般に「記載」,「登記」,「登録」といった意味合いで使われているかと思いますが, 医学界・医療界での定義は必ずしも明確でない印象を受けます。もともと新しいことを始める場合に, 同じようなことが各施設でどのように行われているか調べる目的で「アンケート調査」がよく実施されます。その後, アンケート調査結果をもとにして実行プロセス等の標準化を試み, あわせて仲間内での合意のもと患者登録や事例収集などを行っていく過程がレジストリー業務そのものだと考えます。アンケート調査の段階では比較的限られた質問項目であったことからアナログ的な作業でも十分対応可能であったものが, 定期的かつ継続的な入力作業（報告事業）へと移行するにあたり, 入力の際に必要な知識やスキル, 作業時間等が問題になってきます。また, 参加者（参加施設）が多くなると, 事務局を設置したうえでの一元的な対応やセキュリティーにも配慮したサーバ管理等が必要となり費用負担の問題なども発生します。さらに, オンラインでの入力があたりまえのことになると, 膨大な数の入力項目が設定されがちであり, 本来の趣意であった仲間内での情報共有や課題認識, 業務改善といった方向性から大きくずれていくことも珍しくありません。

アンケート調査とレジストリーの違い

```
・アンケート調査
    情報収集・課題抽出が目的
    不定期・項目数は比較的少ない
    主観的（自由欄に重要情報がある）
・データベース化
    定期的なレジストリー（登録）が原則
    スケールメリット・複数データの一括管理
    データ抽出・データ分析が容易
    費用負担の増大・フィードバックの希薄化？
```

多くの領域で症例等のデータベース化が進められ, それが医師の業務負担へとつながっていく。医師事務作業補助者として何ができるか検討していく必要がある。

165

Question 74

　そのような視点で現在のレジストリー業務を捉えてみると，「がん登録」とその他の学会・研究会などが主導しているレジストリー事業に大きく分けられる気がします。がん登録に関しては後述しますが，がんの診療に関わる拠点病院等に限らず，すべての医療機関に対して国からの命令で登録作業が義務づけられたとの認識が強く，診療情報管理士が中心となり必要な研修を受けた職員等で日々対応している施設が少なくないと思われます。その一方で，学会や研究会などが主体となって実施しているレジストリー業務は，これまで専門医等が任意で登録作業を行っていたことから，病院側も医師個人の私的業務として認識してきたように考えます。実際，以前には，学会員のみが入力作業を行うという細々とした登録事業も少なくなかったはずです。ところが，NCD（National Clinical Database）という外科系諸学会によるデータベース化事業が2010年に設立されたこともあって，今も増え続けているレジストリー業務に医師の入力作業が追いつかないような状況となってきています。

　多くの病院では，がん登録は別にして，NCD関連の登録業務は医師個人の仕事として捉え，それを支援するのは医師事務作業補助者であるという認識が安易になされている気がします。その結果，レジストリーの「登録締切」が集中する年度明けには，医師事務作業補助者の業務負担がきわめて過酷になる状況が近年続いているように感じます。本来，この種の事業は医療機関にとって有益なのか，入力作業を直接または間接的に依頼される医師にとって役立つ情報を提供してくれるのかといったことなどを，医療機関の中でもっと議論すべきだと考えます。実際，新専門医制度の施行に伴い日本消化器内視鏡学会ではJED（Japan Endoscopy Database）というレジストリー事業を立ち上げ，「2020年4月から全国の日本消化器内視鏡学会指導施設に対してJEDへの対応を義務づける」という通知を出したとのことです。手術症例に比べ内視鏡検査件数はきわめて膨大であることを考えると，診療現場における業務負担への影響は計り知れないものがあるはずです。また，この種の登録業務（入力作業）を今後も医師事務作業補助者のマンパワーのみで対応しようとすることにもずいぶん無理があるように感じます。もしそのレジストリー事業が（専門医確保にとっても有益で）医療機関として行うべきものであれば，医療情報部門などとも協働して，電子カルテシステムからの自動データ抽出などを図っていく対応がなされるべきと考えます。

　あくまで私見ですが，多くの学会がNCDに追従しレジストリー事業を行うことで生き残りをかけているように思えます。当面は様子を見ていくしかないものと考えますが，医師事務作業補助者がレジストリー業務で倒れてしまわないことを願うばかりです。

⑦専門性のより高い業務を目指すために

Q75 NCD登録は，医師事務作業補助者が行うべき業務なのでしょうか？

Answer

「Q&A 74」で述べたように，現在，医療機関においてレジストリー事業への参加は大きな業務負担になりつつあります。一昔前に一学会・一研究会の登録事業として参加していた頃は，専門医の資格維持などを理由に医師個人の日常業務として登録作業が行われていた気がします。しかし，医師の働き方改革が問われている昨今，診断書（証明書）等の代行記載や診療録の代行入力などに加え，担当医の専門領域におけるレジストリー業務なども医師事務作業補助者に任されつつあります。

NCD（National Clinical Database）事業がここまで普及してきた背景には，2010年の設立当時から複数の学会が協働して登録事業の準備を進めてきた背景があるように感じます。実際，日本外科学会，日本消化器外科学会，日本小児外科学会，日本胸部

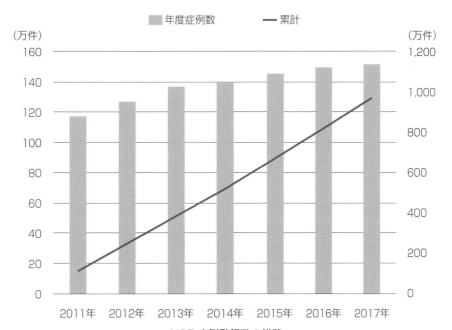

NCD症例登録数の推移
NCDの症例登録数は経年的に増えている。
（NCDのウェブサイト[20]に記されていた数値からグラフを作成した）

167

外科学会，日本心臓血管外科学会，日本血管外科学会，日本呼吸器外科学会，日本内分泌外科学会，日本乳癌学会，日本甲状腺外科学会の10学会が連携して当該事業を進めてきたことで，わが国で一般外科医が行っている手術の95％以上をカバーするという，世界にも類を見ない巨大データベースの構築につながったものと考えます。また，そのデータベースをもとにした分析結果等を学会報告や論文作成などにつなげたことで，その信頼性がより高まっていったものと考えます。その一方で，NCDの活動が他の学会・研究会等のレジストリー業務に大きな影響を与えたことは間違いなく，各学会が生き残りをかけるかのように従前からあった登録事業を強化してきています。現在NCDは一般社団法人となっていますが，ウェブサイトには社員として14学会が登録されておりその勢いは止まりそうにもありません。

　そのような背景のもと，医師事務作業補助者がNCD登録（入力）を代行すべきか否かという点に関しては，各施設で十分な議論や検討を行って判断していくしかないと思います。そもそも自施設に何人の医師がいて，どんな診療を行っているのか，専門医の維持あるいは指導施設としての認定に必要な登録事業はなんなのか，医師事務作業補助者は何人いるのか，医師事務作業補助者に期待する業務の優先度はどうなっているのかといったことを，関係者を交えてじっくり話し合うことが大切です。医師事務作業補助者は，えてして一診療科・一医師からの依頼で動きがちですが，支援業務の選択や職員配置等に関しては事務部門としてのガバナンスが求められます。多くの医療機関では診断書や証明書等の代行記載から医師事務作業補助者による業務支援が始まるのでしょうが，その次に何を行うのか，何を行うべきかといった判断や決定には十分な検討対応が望まれます。ただし，医師事務作業補助者としてNCD登録を行うという判断（決定）をしたならば，ある程度責任を持って対応することが重要であり，その作業に必要な医学知識等を習得して質の高い業務の遂行に努めていくべきです。あわせて，一連の業務の中で知り得た知識や情報等を仲間内でも共有し，自分自身だけでなく同僚のスキルアップにもつなげていくことが望まれます。

⑦専門性のより高い業務を目指すために

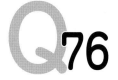 「がん登録」業務を行うには，どんな知識とスキルが必要ですか？

Answer

　「がん登録」が国策の一つとして進められてきた背景には，「がん」という疾病が日本人の死因の第1位であるという事実があります。実際，1981年に日本人の死亡原因の1位として「脳卒中」から「がん」へと移行したことを契機に「がん対策」の推進が叫ばれ，「対がん10か年総合戦略」の策定や「がん対策推進本部」の設置が行われたのちに，2006年に「がん対策基本法」が成立したという経緯があります。その後，2013年に「がん登録等の推進に関する法律」が成立し，2016年1月から同法の施行を通じて「がん登録」という業務（作業）が世の中に広く周知されたものと考えます。

　がん登録の種類には「全国がん登録」，「地域がん登録」，「院内がん登録」，「臓器（別）がん登録」がありますが，全国がん登録では「日本でがんと診断されたすべての人のデータを国で一つにまとめて集計・分析・管理する」ことを目的にしているのに

がん登録における届出情報に関する注意事項

（がんの定義）
　1．悪性新生物および上皮内がん
　2．髄膜・脳・脊髄・脳神経等の中枢神経系腫瘍　3．卵巣腫瘍
　4．消化管間質腫瘍
（がんの診断日）
　当該がんの初回の診断が行われた日
（がんの種類）
　1．原発部位　2．細胞型または組織型　3．性状
　4．異型度・分化度または表現型
（がんの進行度）
　初回の治療前と初回の治療（手術等）後の進行度
（がんの発見の経緯）
　1．検診・健診　2．当該がん以外の疾病の診療　3．死体解剖
　4．その他
（がんの治療の内容）
　1．手術　2．放射線療法　3．化学療法　4．内分泌療法　5．その他

「がん登録」業務に携わっている医師事務作業補助者は比較的少ない。

169

対して，地域がん登録は「都道府県単位で，診断および初回治療または死亡に関する情報を個々の患者（腫瘍）ごとに収集する仕組み」として位置づけられています。なお，全国がん登録が2016年1月から始まった理由としては，地域がん登録にて指摘されていた県外からの流入患者と県外への流出患者の重複問題などがあるとされています。そのほか，院内がん登録や臓器（別）がん登録では，全国がん登録・地域がん登録に比べ詳細な情報を集めることが可能ではあるものの登録内容の標準化が遅れているといった指摘もありました。ただし，「がん診療連携拠点病院」などでは，2008年から同じ定義を用いて全国集計がなされており他施設との比較分析等を行うことも可能になってきています。

　いずれにせよ，がん登録業務を行うためには一定レベルの知識とスキルが求められます。とくに，ICD-OやTNM（UICC）分類の知識がどうしても必要となります。そのような背景もあり，国立がんセンターでは「がん登録実務者」の研修会を企画することでがん登録を行う実務者への支援を行っています。各施設において，がん登録を医師事務作業補助者が行うのか，診療情報管理士が担うべきなのかといったことがよく問題になりますが，その実務者には継続的な研修が必要であるということは知っておいてください。

　＊ ICD-O について
　国際的に統一された「腫瘍」の分類としては，国際疾病分類（ICD）と国際疾病分類腫瘍学（International Classification of Deseases for Oncology：ICD-O）がよく知られています。従前，がん登録では ICD-10 が使用されてきましたが，現在は ICD-O の第3版（ICD-O-3）が用いられています。

⑦専門性のより高い業務を目指すために

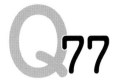

Q77 大学病院や精神病院，療養型病院などで，医師事務作業補助者に期待されていることはなんですか？

Answer

　診療報酬制度において「医師事務作業補助体制加算」が初めて算定できるようになったのは2008年のことです。当初は，「急性期病院」における医師の業務負担軽減を目的に新設された加算だったかと思います。実際，当時の文書を改めて読んでみても，対象医療機関の例として，第三次救急医療機関，総合周産期母子医療センター，小児救急医療拠点病院，災害拠点病院，へき地医療拠点病院，第二次救急医療機関（一定以上の救急搬送の受入れ実績がある場合に限る）などがあげられています。おそらく2000年初頭に「医療崩壊」という言葉が流行り，急性期病院を中心にチーム医療の推進が急がれていた時代的背景もあったように考えます。その後しばらく，同加算の対象医療機関は急性期病院（急性期病床）に限られていましたが，2016年度の診療報酬改定において「療養病棟入院基本料」，「精神病棟入院基本料」，「特定機能病院入院基本料（一般・結核・精神）」における当該加算の算定が可能になりました。その理由は不明ですが，当時の診療報酬改定における重点課題の一つに「地域包括ケアシステムの推進と医療機能の分化・強化，連携に関する視点」があったことは大いに関係しているかと思います。人口減少が加速化している状況下，病床の機能分化を推進させるために策定された「地域医療構想」の実現に向けて，療養病棟や精神病棟で働く医師の業務負担軽減も重要であるという国からのメッセージだと考えられます。なお，特定機能病院には従前から若い医師が多く研修という名のもとで各種雑用を行っていた時代的背景はありますが，遅ればせながらも，勤務医の負担軽減という視点で特定機能病院でも同加算が算定できるようになったものと思います。

　2016年度から医師事務作業補助体制加算が算定できるようになったとはいえ，大学病院・精神病院・療養型病院のいずれも，当初は医師事務作業補助者を有効に利活用できなかったように思います。実際，特定機能病院の代表でもある大学病院には医師の業務を支援する事務職員が以前から少なからずいましたが，医事課等の事務部門において中央管理するという発想はなく，診療科所属あるいは看護部管理のもと配置対応していた施設がほとんどでした。結果的に，診療科所属等での業務に慣れていた事務職員を急遽「医師事務作業補助者」という呼称のもと医事課管理にしたことでずいぶんと混乱もあったように思います。それでも，あれから3年間が経過して，大学

Question 77

　病院における医師事務作業補助者のありかたも少しずつ確立してきたように感じます。本来，大学病院には優秀な医療人材を育成して地域に輩出するという役割がありますので，今後は医師事務作業補助者のロールモデルをどのように作り上げていけるかが問われていると言えます。

　療養型病院（療養病棟）や精神病院（精神病棟）における医師事務作業補助者の利活用はいまだ十分進んでいないように感じます。実際，療養型病院では，「介護保険主治医意見書」や「身体障害者診断書・意見書」などの文書作成（代行記載）のほか，療養病棟入院基本料の申請に必要な「療養区分」・「ADL区分」の入力作業等において医師・看護師の業務負担軽減が可能な領域が少なくないはずですが，医療機関（療養型病院）としてその種の業務に対して事務職員を専任配置するという発想は乏しかったように思います。とはいえ，慢性期医療の世界も今後大きく変化することが予想されていますので，医師事務作業補助者に期待される業務範囲も増えていくはずです。そのほか，精神病院（精神病棟）においても，医師事務作業補助者の業務スタイル（業務モデル）の構築はこれからのように感じます。医師事務作業補助者が精神科で独特な診療録等を代行記載することは難しいかもしれませんが，行政機関などに提出する文書量は著しく多いように思われますので，その種の業務支援という観点で活躍できる場は少なくないものと考えます。

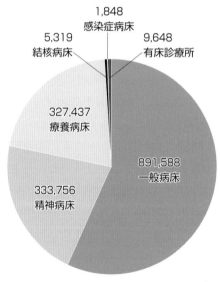

日本の病床数分布（2017年1月時点）[21]
「一般病床・精神病床・療養病床」が日本の病床のほとんどを占めている。

⑧その他の疑問

Q78 医師に信頼されるためにはどうしたらよいですか?

Answer

　この質問は最後の質問（Q&A 80）と同様で，医師事務作業補助者にとって究極の問いかけ（願い）ではないかと考えます。実際，系統的な教育を受けてきたわけではなく資格等で守られてもいない状況下，医療機関という特殊な職場で奮闘している医師事務作業補助者にとって，医師からの「ありがとう」，「君がいてくれて助かるよ」といった言葉が最大の喜びであるのは間違いありません。その一方で，看護部からは業務範囲に関して「これもやってくれない？」とか「それはやっちゃダメよ！」と言われ，事務部門の上司からは「医師事務作業補助者の教育は自分たちにはできない」，「それは医師の仕事だから支援できるでしょう」といった安易な発言がなされがちです。そのような際に肝心の医師が守ってくれるかといえば，ときに難しい医師もいて，良好なコミュニケーションのもと相談ができる機会は比較的乏しいように思います。

　世の中の医師が優秀な医療秘書を求めていることは間違いなく，教授秘書のようにスケジュール管理を含む各種雑務に対応してくれればとても助かります。しかし，多くの場合，1人の医師に1人の事務職員（医師事務作業補助者）をつけることはできませんので，どのような業務領域の作業支援をすればよいのか，医師事務作業補助者の能力（スキル）にも配慮した対応と試行錯誤が繰り返されているように思います。実際，診断書や証明書等の代行記載を完璧に行ってくれれば，担当医からも，医師事務作業補助者に対して「いつもありがとう」といった言葉が気軽に出てくるでしょう。その一方で，いつも記載内容の修正が必要であり（担当医から）自分で書いた方が早いと思われると，「もっと優秀な事務職員をつけてよ」といった愚痴も出てくるかもしれません。先に述べたように，医師事務作業補助者が十分な専門教育を受けていないという背景（言い訳）は理解できますが，医師は概して専門業務を確実にこなすスタッフを信頼する傾向にあります。当然，最初から能力の高い人ばかりではありませんが，多くの医療専門職は現場での経験や体験，上司からの指導，そして本人の学習意欲なども相まって成長していきます。

　そのあたりは医師事務作業補助者も同様であり，学習の機会と場がとても大切であることは間違いありません。しかし，医師事務作業補助者が医師を含む多くの医療従事者から直接教育を受ける機会は少ないように思います。さらに，直接の上司である

Question 78

医事課系職員による教育も限られていること
を考えると，医師事務作業補助者自らが実務
経験を通じて知識やスキル等を高めていくし
かありません。実際には医師事務作業補助者
を対象にした地域レベルでの勉強会や研修会
等が開催される機会も少ないのでしょうが，
比較的近隣での学習の場を有効活用し自身の
スキルアップを図っていくことが大切です。

医師は，目の前のスタッフの成長を案外冷
静に見ています。担当医から「ずいぶんでき
るようになったね」と言われれば，その先の
信頼関係は一気に高まるものと思います。ち
なみに，医師の多くは，愛想は良いが仕事が

医師事務作業補助者に必要な日常スキル
・笑顔で挨拶をする ・傾聴してメモを取る ・作業の前には準備をする ・報連相を怠らない ・質問することを恐れない ・時間管理（タスク管理）に努める ・自身の役割を理解する ・向上心を持ち続ける ・生涯学習の機会を逃さない

医師事務作業補助者だけでなく，すべ
ての職業人にとって必要な日常スキルで
ある。

できない事務職員より，業務を確実にこなしてくれる事務職員を傍に置きたいと考え
ています。人当たりが良いことは社会人として望ましいことではありますが，担当医
にゴマをする必要などはまったくありません。医師に対しても事務職員としてのプラ
イドがしっかり持てるように精進していきましょう。

⑧その他の疑問

Q79 AIとは,どんなものなのですか?

Answer

　近年,AI(Artificial Intelligence)という用語がずいぶん一般化してきたように思います。実際,本屋に行けば,一番目立つコーナーに「AI入門」や「AIで仕事がなくなる」といった表題の本がたくさん並んでいます。しかし,AIに関して正しく理解している人は案外少なく,過度の期待や漠然とした不安を抱いている人のほうが多いように感じます。AIは日本語で「人工知能」と訳されますが,歴史的には,1960年代(第一次ブーム)に端を発した用語であることはあまり知られていません。当時はコンピュータを利用した高度な計算処理が(AIとして)もてはやされましたが,現実的な問題には十分対応できないということが露呈して1970年代は「冬の時代(停滞期)」ともいわれました。1980年代になって,「エキスパートシステム」という,専門家の知識から得たルールを用いて特定領域の質問に答えるシステムが開発されましたが,コンピュータには「常識」がないということで第二次ブームも収束したとされています。2010年代になって現在まで第三次ブームとしてAIが注目されている背景には,ディープラーニング(深層学習)という技術の発展やビッグデータの普及などがあるとされています。ディープラーニングとは,端的に言えば,モノの定義を機械的に教えて認識させるのではなく無数のモノをただ見せて学習させるという方法論

AIとは?

- ・定義:人間の脳が行っている知的作業をコンピュータで模倣したソフトウェア・システム
- ・分類
  1) Artificial General Intelligence (AGI)
     (コンピュータチェス・自動運転・医療診断などの個別領域)
     「弱い人工知能」
  2) Growing Artificial Intelligence (GAI)
     (異なる領域でAI自身による自己理解・自己制御が可能)
     「強い人工知能」・・・(機械学習⇒Deep Learning)

「AI(Artificial Intelligence):人工知能」では,「Ai(Autopsy Imaging):死亡時画像診断」と異なり「大文字のI」が使用される。

175

です。現在，ディープラーニング技術の進歩に伴い，意識や思考などを持たない「弱い人工知能」の分野ではチェスや将棋などにおいて名人を負かすといったところまできています。また，医学の領域では内視鏡診断を含む画像診断の分野でAIの開発が進められており，病変を見逃さない高精度な診断能力への期待が高まっています。その一方で，人間と同じような意識や思考を持つ「強い人工知能」が出現するまでには，もうしばらく時間がかかりそうです。人間を超える人工知能が出現するタイミングを「シンギュラリティ（技術的特異点）」として定義づけ2045年がそこに到達する時期と主張する向きもありますが，それらの意見には異論も少なくないようです。そのような背景のもと，今後「人工知能が人々の仕事を奪っていく」との意見も多く，医療の分野では診療情報管理士を含む一般事務職員が要らなくなるのではないかともされています。

　現時点では，医師事務作業補助者として「AIとどのようにつき合えばよいのか」といったことを深く考える必要はないと思います。むしろマンパワーで対処している今のアナログ業務に関して，システム的に効率化が進むことは歓迎すべきことと考えます。とはいえ，それほど遠くない将来には，医師事務作業補助者のありかたも大きく変わっていくことが予想されます。AIに使われるのではなくAIを上手く利用できる側に回れるように，日々の業務内容に関して問題意識を持ち続けていくことが大切です。

⑧その他の疑問

Q80 医師事務作業補助者の将来は明るいのでしょうか?

Answer

　医師事務作業補助者にとって最も関心が高い問題かと思われますが，この質問に対する回答は「明るい」と「暗い」の両面があるとしか言いようがありません。医師事務作業補助者として今後も長く働くことを前提に考えると，生産年齢人口の減少や先に述べた AI の進化等による影響は避けられないものと思います。その一方で，診断書や証明書等の依頼件数（記載枚数）が今後すぐに減少していくこともないように考えます。2018年度に「民間保険会社が医療機関に求める診断書等の簡素化等に関する研究会」が計4回開催され，診断書内容の標準化等に向けた議論がなされたのち「診断書様式作成にあたってのガイドライン」が2019年3月に改訂されましたが，その内容を読み解く限り，今後一気に自動化が進んで医師事務作業補助者の業務負担が激減するといったことはありえません。また，「Q&A 74」でも触れたように，学会や研究会等からのレジストリー事業への参画状況には著しいものがあります。そのような環境下，一連の業務をマンパワーのみで（アナログ的に）対応し続ければ，医師事務作業補助者個人の疲弊にとどまらず業界全体がブラック産業として位置づけられ，明るい未来がある職業とは評価されないでしょう。

　以前に野村総合研究所が「人工知能やロボット等による代替可能性が高い100種の職業」について報告書を出していますが，その中に一般事務職員や医療事務員，診療情報管理士などが含まれていたのは象徴的な出来事（報告内容）でした。確かに，先述したような診断書・証明書等の作成やレジストリー業務などが自動化されることを前提に考えれば，医師事務作業補助者が日常的に行っている業務の多くは AI やロボットなどで代替可能なのかもしれません。しかし，医療機関のシステム変更には驚くほどの費用がかかりますので，当面，アナログ的な業務領域として（定年後対策といった視点も含め）一定の需要があるように思います。その一方で，野村総合研究所から報告された「人工知能やロボット等による代替可能性が低い100種の職業」の中には，医師や教職員，介護系スタッフ，アート系職業などとともに「医療ソーシャルワーカー」が含まれていました。やはり，「人と直接触れ合う」あるいは「人を直接支援する」職業を機械で代行することは，将来的にも困難であろうという判断がそこにはあるのでしょう。現状，医師事務作業補助者が支援すべき職種（顧客）は医師です

177

Question 80

が，今後はその他の医療職も含まれていくと考えられ，臨床現場では「人と直接触れ合い，人を直接支援する」行動や対応などがより求められてくるはずです。

代行入力などの作業は，今後「文字入力」からある程度「音声入力」になっていくことが予想されます。しかし，そのような環境下でも，「声」または「音」を正確な「文字」や「文章」に変換していくためには一定程度の人の力が必要だと考えます。また，「Q&A 68, 69」でも触れましたが，救急外来や集中治療部門，インターベンション治療の現場などでは，医師事務作業補助者による業務支援の需要が今後も高まっていくものと考えます。そのほか，CTやMRI等の画像検査部門では，近年，撮影枚数や診断依頼件数などがどんどん増えています。本来であれば臨床医と放射線科医によるダブルチェックを全例で期待したいところですが，放射線科専門医の数は今後も充足されないものと考えます。したがって，その解決にはAIによるスクリーニングチェックの併施しか方法がないように感じます。実際，AIではfalse positive（異常ではないが病変として拾ってしまうこと）の多いことが現状問題視されていますが，それでも放射線科医の一定程度の業務負担軽減は可能だと思います。ただし，その種の対応で放射線科医の業務を若干サポートしたとしても，音声で録音された読影結果報告を医師事務作業補助者等が文字入力するプロセス（校正作業を含む文字起こし）はすぐにはなくならないものと考えます。

今後，生産年齢人口の減少によって「雇用環境」はある程度良くなっていくことが予想されます。実際，医師事務作業補助者の雇用条件も，最近は従前からの委託・非正規採用（非常勤採用）から正規採用への流れが進んでいます。これまで給与面での処遇が悪かった医師事務作業補助者にしてみれば朗報とも言えますが，正規職員には

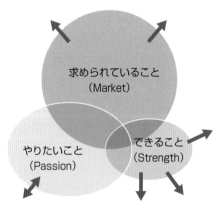

医師事務作業補助者の将来
今は「できること」が少なくても，「やりたい」気持ちを失わないようにすることが大切である。そのうえで，医師事務作業補助者に「求められていること」を広げていくことも望まれている。

それなりに責務も発生することを忘れてはいけません。また，上司から求められる業務量なども確実に増えていきますので，これまで以上のスキルアップと業務遂行能力の強化が期待されます。正直，医師事務作業補助者にとって今は「過渡期」のような気がします。与えられる仕事は徐々に増えていくものの日常業務での効率化は十分進んでおらず，ブラックとも言えそうな職場環境のもと，今後は給与面等で若干の配慮がなされていくだろうというのが著者の予感です。根本的な解決策はないのかもしれませんが，医師事務作業補助者の将来を明るくするためには，「できること」を増やしながら自分たちに期待されていること（業務領域）を広げていき，結果的にこの職業を好きになることしか道はないように思います。

　そのような域に達するのは容易でないかもしれませんが，それこそが「未来の医師事務作業補助者」のありかたではないでしょうか？

文　献

（引用文献・引用サイト）

1) 平成30年度診療報酬改定資料（厚生労働省）：
https://www.mhlw.go.jp/file/06-Seisakujouhou-12400000-Hokenkyoku/0000197998.pdf

2) 学校感染症の証明書：http://ibi.gifu.med.or.jp/data/gakko_kansensho.pdf

3) 自動車損害賠償責任保険」の診断書書式（表）（交通事故被害者救済センター）：
http://www.jiko931.com/_p/1669/documents/診断書.pdf

4) 自動車損害賠償責任保険」の診断書書式（裏）（交通事故被害者救済センター）：
http://www.jiko931.com/_p/1669/documents/受傷部位の図示.pdf

5) 一般社団法人生命保険協会サイト：
https://www.seiho.or.jp/data/billboard/mechanization/content02/

6) 株式会社かんぽ生命保険の「入院・手術証明書（診断書）」書式：
https://www.jp-life.japanpost.jp/procedure/customer/list/nyuinsyoumei.pdf

7) 浜松市の「医療要否意見書」書式：
https://www1.g-reiki.net/hamamatsu/reiki_honbun/o700RG00000356.html#e000000496

8) 「健康保険 傷病手当金 支給申請書」の書式（全国健康保険協会）：
https://www.kyoukaikenpo.or.jp/~/media/Files/honbu/g2/cat230/190313/k_
shoute_190313.pdf

9) 労働者災害補償保険における「療養補償給付たる療養の給付請求書（様式第7号（1））」（厚生労働省の
ウェブサイト）：
https://www.mhlw.go.jp/bunya/roudoukijun/rousaihoken06/dl/03.pdf

10) 「神経系統の機能及び精神の障害に関する障害等級認定基準について」（厚生労働省）：
https://www.mhlw.go.jp/new-info/kobetu/roudou/gyousei/rousai/dl/040324-4.pdf

11) 難病情報センター：
http://www.nanbyou.or.jp/entry/5354

12) 潰瘍性大腸炎における「重症度分類」（難病情報センター）：
http://www.nanbyou.or.jp/upload_files/File/097-201704-kijyun.pdf

13) 公費負担医療費制度（社会保険診療報酬支払基金ウェブサイト）：
https://www.ssk.or.jp/goannai/iryoseido/index.html

14) 介護保険主治医意見書用の問診票（浜松市）：
https://www.city.hamamatsu.shizuoka.jp/kaigo/welfare/documents/monsinhyo.pdf

15) 濱島由季，米本倉本：医師事務作業補助者のインシデント調査（第1報）一質的アプローチを用いた探
索一．診療情報管理30：53-59, 2018．

16) 廃棄物処理法に基づく感染性廃棄物処理マニュアル（環境省 環境再生・資源循環局［平成30年3月］）：
https://www.env.go.jp/recycle/kansen-manual1.pdf

17) 平成30年度診療報酬改定の概要（医科Ⅰ）．平成30年3月5日版：
https://www.mhlw.go.jp/file/06-Seisakujouhou-12400000-Hokenkyoku/0000198532.pdf

18) 第22回医師の働き方改革に関する検討会　資料（厚生労働省）：
https://www.mhlw.go.jp/content/10800000/000494766.pdf

19) 第13回 医師の働き方改革に関する検討会．資料3．（厚生労働省）：
https://www.mhlw.go.jp/content/10800000/000435877.pdf

文　献

20) NCD ウェブサイト：
http://www.ncd.or.jp/
21) 厚生労働省 医療施設動態調査（平成 29 年 1 月末概数）：
https://www.mhlw.go.jp/toukei/saikin/hw/iryosd/m17/is1701.html

（参考文献）
1. 武田隆久（監）：医師事務作業補助者コーステキスト 第 6 版，日本病院会，東京，2018.
2. 小林利彦：医師事務作業補助者のための 32 時間教本〜くりかえし読んでほしい解説書〜（改訂第
2 版）．洋學社，神戸，2018.
3. 小林利彦：医療事務概論―病院で働く人のみちしるべ―．洋學社，神戸，2018.
4. 一杉正仁，渡邉　修，五十嵐裕章　ほか：医師のためのオールラウンド 医療文書の書き方マニュア
ル．メジカルレビュー社，東京，2015.
5. 中村雅彦：基礎から学ぶ医師事務作業補助者研修テキスト（改訂第 5 版）．永井書店，大阪，2016.
6. 厚生労働省：医療情報システムの安全管理に関するガイドライン（第 5 版）．平成 29 年 5 月.
https://www.mhlw.go.jp/file/05-Shingikai-12601000-Seisakutoukatsukan-
Sanjikanshitsu_Shakaihoshoutantou/0000166260.pdf
7. 事例満載！医師事務のつぶやき．産労総合研究所 附属 医療経営情報研究所．2015.

索 引

（c）TNM ……………………44
（p）TNM ……………………44
（s）TNM ……………………44
14桁コード …………162, 164
1日あたりの入院基本料 …162
32時間 ………3, 93, 95, 159
32時間以上の研修 …………3
32時間研修 ……93, 95, 159
5W1H ………………………40
95％信頼区間 ……………130

欧　　文

A
ACP ……………………138, 139
AD ……………………………138
ADL区分 …………………172
ADR ………………………146
AED …………………117, 118
AI（Artificial Intelligence）
……………………175, 177, 178
AMR（Antimicrobial
Resistance）……………124
AST（Antimicrobial
Stewardship Team）…125

B
BCP（Business Continuity
Planning）………………155
BLS（Basic Life Support）
……………………………116, 117
BOM（Basic Outcome Master）
………………………………134

D
DMAT …………………………155
DPC（Diagnosis Procedure
Combination）…79, 134,
162, 163

DPC/PDPS …………158, 162
DPCコーディング ………162
DPCコード …………162, 164
DPC制度 ……………134, 162
DPC対象病院 ………………79

E
EBM（Evidence Based
Medicine）………………134
EMIS ………………………156

F
false positive ……………178

G
G（注射）……………………47
GIST（Gastrointestinal Stromal
Tumor）……………………41
Goal ……………101, 106, 109
Group ……………………109

H
HIM（Health Information
Manager）………………158

I
IC ……………………………77
ICD …………………………170
ICD-10 ………………………42
ICD-O ………………………170
ICIDH ………………………66
ICT（Infection Control Team）
………………………………124
ICU ……………151, 152, 154
ID ……………………………89
IT系国家資格 ……………160

J
J（処置）……………………47
JCVSD ……………………150

JED …………………150, 166
JND …………………………150
Jコード ……………………45
　処置コード── 45

K
Kコード ………………24, 45
　手術コード── 45
K（手術）……………………47

L
L（麻酔）……………………47

M
M：Metastasis ……………43
MDC ………………………163
MIC（値）…………………126
MSW（Medical Social Worker）
……………………3, 140, 144

N
N：Node ……………………43
NCD（National Clinical
Database）……148, 150, 166,
167
NCD登録 …………………167

O
OJT（On the Job Training）
……………………3, 101, 159

P
Patient Centered ……105, 110
PCR法 ……………………126
PPE ………………………120

R
Registry …………………165
RRS ………………………119

183

索　引

S

SE ———— 161
SIRS ———— 153
SOFA ———— 154
SOFA スコア ———— 154
SSI ———— 125
Stage ———— 43
Standard Precautions ———— 120

T

T：Tumor ———— 43
Team ———— 106, 109
Teaming ———— 109
TNM ———— 44, 170
　（c）TNM ———— 44
　（p）TNM ———— 44
　（s）TNM ———— 44
TNM 分類 ———— 43
　UICC の—— 43

U

UICC（Union for International
　Cancer Control）———43, 170
UICC の TNM 分類 ———— 43

V

Variance ———— 136

W

Win-Win ———— 146, 147

和　文

あ

アウトカム ———— 134, 136
アカウント ———— 91
アクシデント ——— 111, 113, 115
悪性腫瘍 ———— 41, 43
アドバンス・ケア・プランニン
　グ ———— 139
アドバンス・ディレクティブ
　———— 138
アドボケイト ———— 78
アナログ業務 ———— 176

アルバイト ———— 15
アンケート ———— 165
アンケート調査 ———— 165
安全性 ———— 110
　心理的な—— 110
アンチバイオグラム ———— 127
暗黙知 ———— 137

い

医局 ———— 11
医局秘書 ———— 11
意見書 ———— 18, 48
　医療要否—— 48
医師 ———— 5, 13
　担当—— 13
意思 ———— 138
　個人の—— 138
医事課 ———— 9
意識消失 ———— 118
意思決定能力 ———— 139
医師国家試験 ———— 5
医師事務作業補助者———1, 2, 3,
　11, 85, 99, 115, 173
医師事務作業補助体制加算——1,
　7, 8, 11, 13, 89, 93, 95,
　171
医師の確認 ———— 39
医師の確保対策 ———— 148
医師の働き方改革 ——— 34, 167
医事紛争 ———— 146
医師偏在指標 ———— 148
医師法 ———— 5
委縮医療 ———— 146
異常 ———— 130
委託 ———— 12, 128
　完全—— 128
　業務—— 12
一元的 ———— 165
逸脱 ———— 136
一般廃棄物 ———— 122
　事業系—— 122
異動 ———— 13, 14
　配置—— 14
医療安全 ——— 82, 111, 132
医療安全管理室 ———— 116

医療安全対策 ———— 111
医療関連文書 ——— 27, 81
医療機関 ———— 48
　指定—— 48
医療機能の分化 ———— 171
医療クラーク ———— 1, 99
医療資源 ———— 163
医療資源を最も投入した（傷）
　病名 ——— 79, 163
医療事故 —— 77, 87, 111, 112,
　116, 146
医療事故対策 ———— 116
医療事故対策委員会 ———— 116
医療事故防止 ———— 114
医療事務 ———— 101
医療従事者 ———— 98
医療情報 ———— 160
医療情報技師 ——— 11, 159, 160
医療情報システム ———— 89
医療情報部 ———— 161
医療人 ———— 104
医療制度 ———— 162
医療専門職 ———— 1, 5
医療ソーシャルワーカー ——— 177
医療費 ———— 144
医療秘書 ——— 1, 11, 99, 101,
　173
医療福祉 ———— 144
医療文書 ——— 18, 21, 150
医療文書の受付対応 ———— 21
医療要否意見書 ———— 48
インシデント —— 111, 113, 114,
　115
インシデント件数 ———— 114
インシデント報告 ———— 115
インターベンション治療——— 178
インタレスト ———— 146
インディケータ——— 128, 129
院内がん登録 ———— 169
院内救急対応システム ——— 119
院内勉強会 ———— 97
インフォームド・コンセント
　———— 77

184

う

受付対応 ……………………… 21
　医療文書の── 21

え

栄養管理 ……………………… 74
　特別な──の必要性 74
栄養管理計画 ………………… 76
栄養士 ………………………… 5
　管理── 5
栄養評価 ……………………… 140
エキスパートシステム ……… 175
遠隔転移 ……………………… 44

お

押印 ……………… 17, 23, 24
　記名── 23, 24
応召義務 ………………… 24, 29
オーダリング ………………… 81
オーダリング操作 …………… 81
オカレンス ……………… 111, 113
オリエンテーション ………… 101
音声入力 ……………………… 178
オンライン …………………… 165

か

開胸手術 ……………………… 46
介護 …………………………… 66
介護保険 ………………… 65, 67
介護保険サービス …………… 67
介護保険主治医意見書 …… 67, 172
介護保険制度 …………… 64, 67
改ざん ………………………… 23
概算医療費 …………………… 48
ガイドライン …… 35, 89, 92, 177
回避 …………………………… 146
開腹手術 ……………………… 46
外部研修 ……………………… 98
外来 …………………………… 9, 140
外来患者数 …………………… 142
外来重視 ……………………… 140
外来通院日 …………………… 40
書き起こし …………………… 153

学習 …………………………… 110
学習効果 ……………………… 114
確定 ……………… 87, 89, 90
確定記録 ……………………… 83
確定権限 ………………… 87, 90
確認 … 7, 24, 39, 81, 83, 87
　医師の── 39
　最終── 7
　代行入力の── 81
　内容── 24
確認作業 ……………………… 24
確保対策 ……………………… 148
　医師の── 148
加算 …………………………… 107
過失 …………………………… 111
ガス滅菌 ……………………… 128
画像検査報告書 ……………… 112
画像診断 ……… 41, 132, 176
画像診断部門 ………………… 132
画像診断報告書 ……………… 132
価値観 ………………………… 138
学会 ……………… 95, 99, 166
学会報告 ……………………… 168
学校感染症 ……………… 19, 20
合併症 ………………………… 36
合併症名 ……………………… 79
　入院中に発症した── 79
過渡期 ………………………… 179
加熱処理 ……………………… 128
紙カルテ ………………… 83, 155
紙パス ………………………… 134
加療 …………………………… 23
　通院── 23
　入院── 23
カルテ ………………………… 17
がん ……………… 41, 43, 169
　上皮内── 41
　進行── 43
　浸潤── 41
　腺腫内── 41
　早期── 43
　非浸潤── 41
　末期── 43
簡易請求 ……………………… 35
寛解 …………………………… 80

看護記録 ……………………… 37
看護計画 ……………………… 76
看護師 ………………………… 5
観察記録 ……………………… 116
患者誤認 ……………………… 112
患者サポート体制充実加算 … 6
患者紹介 ……………………… 26
患者相談 ……………………… 144
患者相談窓口 ………………… 144
患者中心 ……………………… 105
患者中心の医療 ……………… 105
患者登録 ……………………… 165
患者の権利 …………………… 138
感受性率 ……………………… 127
がん診療連携拠点病院 ……… 170
関節可動域テスト …………… 64
感染 …………………………… 126
　結核菌── 126
完全委託 ……………………… 128
感染経路 ……………………… 121
感染経路別予防策 …………… 121
感染症 ……… 19, 20, 120, 124
　学校── 19, 20
感染性廃棄物 …… 122, 123, 128
感染対策 ……………………… 120
感染対策部門 ………………… 120
簡素化 ………………………… 34
　診断書書式の標準化── 34
がん対策 ……………………… 169
がん対策基本法 ……………… 169
がん対策推進本部 …………… 169
がん登録 …… 41, 148, 150, 158, 166, 169, 170
　院内── 169
　全国── 169
　臓器（別）── 169
　地域── 169
がん登録業務 …………… 158, 170
がん登録実務者 ……………… 170
癌取扱い規約 ………………… 43
がん保険 ……………………… 41
管理栄養士 … 5, 74, 141, 153
簡略請求 ……………………… 35

索　引

き

起炎菌	124, 126
既往症	30
既往歴	36
期間社員	15
危機管理	117
記載	23, 30
記載支援	36
記載事項	30
記載内容	30
記載日	23
技術的特異点	176
基準値	130
基準範囲	130
偽造	17
内容——	17
偽造罪	17
既読	132, 133
機能障害	65
機能分化	171
病床の——	171
記名	23
記名押印	23, 24
虐待	144, 145
高齢者——	144
児童——	144
障害者——	144
配偶者——	144
キャリア	101
キャリア支援	101
キャリアデザイン	11
キャリアパス	101
キャリアプログラム	101
救急科	153
救急カート	118
救急外来	28, 30, 81, 153, 178
救急科専門医	153
救急看護認定看護師	153
救急訓練	117
救急現場	150
救急コール	116
救急診療	150, 153
休業給付	52
急性期病院	171

給付	41
給付金	21
給付金額	41
急変	116
救命救急センター	119, 153
救命処置	116
教育	3
教育環境	95
教育担当者	94
教育プログラム	3
胸腔鏡下手術	46
共通目的	109
協働	106, 110, 146
業務	9, 15
文書作成——	9
業務委託	12
業務改善	12
業務管理	9
業務継続計画	156
業務災害	52
業務遂行	179
業務遂行能力	179
業務独占資格	5
業務内容	11
業務範囲	82, 90, 148, 173
業務負担軽減	148
業務変更	15
業務領域	179
極異常値	130
極端値	130
巨大データベース	168
緊急入院	153
菌血症	153
金券	29, 50
金券文書	50
勤務医	171
筋力低下	66

く

空気感染	121
苦情	144
クリニカルパス	74, 125, 134, 136
グループ	109
クレーム	21, 37

け

経営企画室	142
軽快	80
計画書	18
経済問題	144
形式知（化）	137
傾聴	146
契約社員	15
契約文書	17
血液検査	130
血液培養	154
血液培養検査	154
結核菌感染	126
研究会	95, 99, 166
健康保険	50
健康保険加入者	50
健康保険傷病手当金支給申請書	50
検査	77
侵襲的——	77
検査結果	127, 130
検査結果報告	127
研鑽	97
研修会	174
研修費用	99
健常者	130
検体	126
臨床——	126
検体誤認	112
見読制	86
現場保存	116
権利擁護	78

こ

高圧蒸気処理	128
広域災害・救急医療情報システム	156
後遺障害	30
後遺障害診断書	28, 30
抗菌薬	124, 125, 126
予防的——	125
抗菌薬感受性	127
抗菌薬の適正使用	125
高次脳機能障害	53
抗生物質	124

交通事故 ⋯⋯⋯⋯⋯⋯⋯ 30	雇用形態 ⋯⋯⋯⋯⋯⋯⋯ 15	持参薬 ⋯⋯⋯⋯⋯⋯⋯ 140
公的資格 ⋯⋯⋯⋯⋯⋯ 3, 5	雇用条件 ⋯⋯⋯⋯⋯ 15, 178	持参薬管理 ⋯⋯⋯⋯⋯ 140
公的病院 ⋯⋯⋯⋯⋯⋯⋯ 7	雇用保険 ⋯⋯⋯⋯⋯⋯⋯ 15	指示 ⋯⋯⋯⋯⋯⋯ 87, 137
公的文書 ⋯⋯⋯⋯⋯⋯⋯ 17		指示書 ⋯⋯⋯⋯⋯⋯ 18, 137
公費 ⋯⋯⋯⋯⋯⋯⋯⋯⋯ 58	**さ**	資質 ⋯⋯⋯⋯⋯⋯⋯⋯ 95
公費負担 ⋯⋯⋯⋯⋯ 58, 60	在院日数 ⋯⋯⋯⋯ 134, 143	地震 ⋯⋯⋯⋯⋯⋯⋯⋯ 155
公費負担医療費制度 ⋯⋯ 60	災害拠点病院 ⋯⋯⋯⋯ 155	大規模—— 155
公文書 ⋯⋯⋯⋯⋯⋯⋯⋯ 17	災害診療記録 ⋯⋯⋯⋯ 155	静岡県医師会 ⋯⋯⋯⋯ 100
後方連携 ⋯⋯⋯⋯⋯⋯ 140	災害診療記録 2018 報告書 ⋯ 155	静岡県の医療クラークを育てる
効率化 ⋯⋯⋯⋯⋯⋯⋯ 176	災害派遣医療チーム ⋯⋯ 155	会 ⋯⋯⋯⋯⋯⋯⋯⋯ 100
公立病院 ⋯⋯⋯⋯⋯⋯⋯ 7	細菌 ⋯⋯⋯⋯⋯⋯ 126, 128	システム ⋯⋯⋯⋯⋯⋯ 114
高齢者虐待 ⋯⋯⋯⋯⋯ 144	細菌検査 ⋯⋯⋯⋯⋯⋯ 126	システムダウン ⋯⋯⋯ 155
コーディング ⋯ 158, 162, 163	最終確認 ⋯⋯⋯⋯⋯⋯⋯ 7	システム変更 ⋯⋯⋯⋯ 114
DPC—— 162	最終病名 ⋯⋯⋯⋯⋯⋯⋯ 79	施設基準 ⋯ 6, 11, 89, 93, 95,
コード ⋯⋯⋯⋯ 45, 46, 162	病理結果等を反映した——	107
診療識別——番号 46	79	自然災害 ⋯⋯⋯⋯⋯⋯ 155
コードブルー ⋯⋯⋯⋯ 118	再認定 ⋯⋯⋯⋯⋯⋯⋯⋯ 63	事前指示（書）⋯⋯⋯⋯ 138
ゴール ⋯⋯⋯⋯⋯⋯⋯ 101	裁判 ⋯⋯⋯⋯⋯⋯⋯⋯ 147	実印 ⋯⋯⋯⋯⋯⋯ 17, 25
国際疾病分類 ⋯⋯⋯⋯ 170	裁判外紛争解決 ⋯⋯⋯ 146	質向上 ⋯⋯⋯⋯⋯⋯⋯ 137
国際疾病分類腫瘍学 ⋯⋯ 170	採用 ⋯⋯⋯⋯⋯⋯⋯⋯⋯ 7	診療の—— 137
国際障害分類 ⋯⋯⋯⋯⋯ 66	再利用 ⋯⋯⋯⋯⋯⋯⋯ 128	質的点検 ⋯⋯⋯⋯⋯⋯ 77
国際統計分類 ⋯⋯⋯⋯ 158	詐欺罪 ⋯⋯⋯⋯⋯⋯⋯⋯ 17	失敗 ⋯⋯⋯⋯⋯⋯⋯⋯ 110
告知 ⋯⋯⋯⋯⋯⋯⋯ 38, 42	作成支援 ⋯⋯⋯⋯⋯⋯ 148	疾病・外傷発生年月日 ⋯⋯ 63
国立がんセンター ⋯⋯ 170	作成日 ⋯⋯⋯⋯⋯⋯ 30, 32	指定医 ⋯⋯⋯⋯⋯⋯ 58, 62
個人情報保護 ⋯⋯⋯⋯⋯ 42	サマライジング ⋯⋯⋯ 146	難病—— 58
個人の意思 ⋯⋯⋯⋯⋯ 138	サマリー ⋯⋯⋯⋯⋯ 18, 79	指定医療機関 ⋯⋯⋯⋯⋯ 48
個人の尊厳 ⋯⋯⋯⋯⋯ 138	残業 ⋯⋯⋯⋯⋯⋯⋯⋯ 15	指定難病 ⋯⋯⋯⋯⋯⋯⋯ 58
個人防護用具 ⋯⋯⋯⋯ 120	産業廃棄物 ⋯⋯⋯⋯⋯ 122	指定病院 ⋯⋯⋯⋯⋯⋯⋯ 52
国家資格 ⋯⋯⋯⋯⋯ 3, 4	算定要件 ⋯⋯⋯⋯⋯ 6, 93	私的資格 ⋯⋯⋯⋯⋯⋯⋯ 5
国家資格者 ⋯⋯⋯⋯⋯⋯ 3		児童虐待 ⋯⋯⋯⋯⋯⋯ 144
固定具 ⋯⋯⋯⋯⋯⋯⋯⋯ 30	**し**	自動車損害賠償責任保険
誤認 ⋯⋯⋯⋯⋯⋯⋯⋯ 112	死 ⋯⋯⋯⋯⋯⋯⋯⋯⋯ 139	⋯⋯⋯⋯⋯⋯⋯⋯ 28, 30
患者—— 112	支援業務 ⋯⋯⋯⋯⋯⋯ 168	児童相談所 ⋯⋯⋯⋯⋯ 144
検体—— 112	支援内容 ⋯⋯⋯⋯⋯⋯ 148	自動データ抽出 ⋯⋯⋯ 166
部位—— 112	資格 ⋯⋯⋯⋯⋯ 3, 4, 5, 6	自賠責保険 ⋯⋯⋯⋯⋯⋯ 28
ルート—— 112	業務独占—— 5	私文書 ⋯⋯⋯⋯⋯⋯⋯⋯ 17
誤認防止 ⋯⋯⋯⋯⋯⋯ 112	公的—— 3, 5	死亡 ⋯⋯⋯⋯⋯⋯ 48, 80
個別指導 ⋯⋯⋯⋯⋯ 93, 107	国家——（者）3, 4	シミュレーション ⋯⋯ 155
コミュニケーション ⋯ 109, 112,	私的—— 5	シミュレーション訓練 ⋯⋯ 155
146	設置義務—— 5, 6	事務 ⋯⋯⋯⋯⋯⋯⋯⋯ 11
コミュニケーションスキル	名称独占—— 5	事務管理 ⋯⋯⋯⋯⋯⋯ 11
⋯⋯⋯⋯⋯⋯⋯⋯⋯ 146	時間外労働規制 ⋯⋯⋯ 149	事務管理部門 ⋯⋯⋯⋯ 11
雇用 ⋯⋯⋯⋯⋯ 7, 15, 178	事業系一般廃棄物 ⋯⋯ 122	事務職員 ⋯⋯⋯⋯ 3, 11, 155
直接—— 15	事業者 ⋯⋯⋯⋯⋯⋯⋯ 50	病院—— 3
雇用環境 ⋯⋯⋯⋯⋯ 7, 178	思考力 ⋯⋯⋯⋯⋯⋯⋯ 95	事務部門 ⋯⋯⋯⋯⋯ 11, 173

索　引

社会的不利 ... 65
社会福祉士 ... 3, 4, 6, 11, 144
社会福祉制度 ... 144
社会復帰 ... 144
社会保険 ... 15
謝罪 ... 116
周術期管理 ... 134
周術期センター ... 140
重症度 ... 154
重症度分類 ... 59
就職 ... 7
集中ケア認定看護師 ... 153
集中治療部門 ... 119, 151, 154, 178
終末期 ... 139
就労支援 ... 144
主観的包括的アセスメント ... 74
主治医意見書 ... 65, 67, 85
　　介護保険 —— 67
手指衛生 ... 120, 121
手指消毒薬 ... 120
　　速乾性 —— 120
手術 ... 41, 45, 77
手術・処置欄 ... 45
手術・入院証明書 ... 24
手術コード（Kコード） ... 45
手術術式 ... 24
手術創部感染 ... 125
手術日 ... 40
受傷部位 ... 30
受診日 ... 24, 30, 40
主任 ... 10
順応 ... 146
障害 ... 62
紹介 ... 143
紹介医 ... 36, 37
　　前医 —— 36
生涯学習 ... 95, 97
障害確定 ... 63
紹介患者 ... 143
障害給付 ... 53
生涯教育 ... 95
紹介件数 ... 143
障害高齢者 ... 69
障害高齢者の日常生活自立度 ... 69, 71
障害固定 ... 63
紹介先 ... 143
紹介先医療機関 ... 143
障害者基本法 ... 62
障害者虐待 ... 144
紹介状 ... 26
障害程度等級 ... 62
障害等級 ... 53
障害名 ... 63
紹介元 ... 26, 143
紹介元医師 ... 26
紹介元施設 ... 143
紹介率 ... 140
消化管間質腫瘍 ... 41
常勤 ... 15
常勤採用 ... 7
証拠保全 ... 116
症状固定日 ... 53
消毒 ... 128, 129
抄読会 ... 98
消毒剤 ... 129
小児慢性特定疾患治療研究事業 ... 60
小児慢性特定疾病 医療意見書 ... 60
小児慢性特定疾病情報センター ... 60
承認 ... 7, 81, 83, 87
承認システム ... 83, 88, 89
承認要件 ... 77
　　特定機能病院の —— 77
上皮内がん ... 41
傷病休業 ... 50
傷病名 ... 30, 36, 50, 79, 163
　　医療資源を最も投入した —— 163
傷病名欄 ... 30
消防訓練 ... 155
情報システム ... 160, 162
情報処理 ... 160
情報処理技術（者） ... 160
情報伝達 ... 112
情報伝達エラー ... 131
情報伝達エラー防止 ... 112
証明期間 ... 50
証明書 ... 14, 18, 19, 20, 24, 36, 40, 41, 43, 45, 148
　　手術・入院 —— 24
　　治癒 —— 19
　　登校許可 —— 19
　　入院・手術 —— 診断書 36, 40, 41, 43, 45
職位 ... 9, 109
職員配置 ... 168
職種 ... 1, 110
書式 ... 34
　　診断書 —— の標準化・簡素化 34
初診（年月）日 ... 48, 50
所属（部署） ... 9
処置 ... 45
　　手術 —— 欄 ... 45
処置コード（Jコード） ... 45
ジョブローテーション ... 15
処方 ... 27
処方オーダ ... 82
処方記載 ... 27
処方箋 ... 85
署名 ... 17, 23, 24
署名捺印 ... 24
書類 ... 17
新規入院患者数 ... 142
シンギュラリティ ... 176
進行がん ... 43
人工知能 ... 175
　　強い —— 175, 176
　　弱い —— 175, 176
進行度 ... 41, 43
人材育成 ... 7, 12
診察 ... 23
診察依頼 ... 26
診察日 ... 23
人事 ... 7, 11
人事移動 ... 13
人事考課 ... 11, 12, 101
人事担当 ... 7
人事評価 ... 11, 12
侵襲的検査 ... 77
浸潤がん ... 41

人身事故⋯⋯⋯28，30，111
人生会議⋯⋯⋯⋯⋯⋯139
真正性⋯⋯⋯83，85，86，89
新専門医制度⋯⋯⋯⋯166
深層学習⋯⋯⋯⋯⋯⋯175
身体障害⋯⋯⋯⋯⋯⋯62
身体障害者⋯⋯⋯⋯62，63
身体障害者障害程度等級⋯62
身体障害者障害程度等級表⋯62
身体障害者診断書・意見書
⋯⋯⋯⋯⋯⋯⋯62，172
身体障害者手帳⋯⋯⋯⋯63
診断⋯⋯⋯⋯⋯⋯⋯⋯23
診断基準⋯⋯⋯⋯⋯⋯58
診断群分類⋯⋯⋯⋯⋯162
診断書⋯⋯14，18，19，20，23，
　24，28，29，33，34，35，
　36，40，41，43，45，85，
　148
　　後遺障害―　28
　　入院・手術証明書―　33，
　36，40，41，43，45
診断書機械印字化ソフト⋯35
診断書記載⋯⋯⋯⋯24，29
診断書書式の標準化・簡素化
⋯⋯⋯⋯⋯⋯⋯⋯⋯34
診断日⋯⋯⋯⋯⋯⋯23，32
診断名⋯⋯⋯⋯23，67，79
進展度⋯⋯⋯⋯⋯⋯41，43
心肺停止⋯⋯⋯⋯116，118
信頼関係⋯⋯⋯⋯139，174
心理的な安全性⋯⋯⋯⋯110
診療科⋯⋯⋯⋯⋯9，11，13
診療科偏在⋯⋯⋯⋯⋯148
診療記録⋯⋯⋯⋯⋯⋯155
診療経過⋯⋯⋯⋯24，36，40
診療経過記録⋯⋯⋯⋯36
診療計画⋯⋯⋯⋯74，137
診療経過欄⋯⋯⋯⋯⋯24
診療識別コード番号⋯⋯46
診療情報⋯⋯⋯⋯⋯⋯158
診療情報管理士⋯3，6，10，
　11，80，94，97，150，158，
　166
診療情報提供⋯⋯⋯⋯26

診療情報提供書⋯⋯18，26
診療情報提供料⋯⋯⋯26
診療の質向上⋯⋯⋯⋯137
診療プロセス⋯⋯⋯⋯134
診療報酬⋯⋯1，2，9，28，34，
　45，107，140，162
診療報酬改定⋯⋯⋯9，140
診療報酬請求⋯⋯⋯1，18，45，
　107，108
診療報酬請求係⋯⋯⋯80
診療報酬制度⋯2，107，162
診療報酬点数⋯⋯⋯⋯162
診療報酬点数表⋯⋯⋯107
診療報酬明細書（レセプト）
⋯⋯⋯⋯28，34，46，47
診療見込期間⋯⋯⋯⋯48
診療明細書⋯⋯⋯⋯⋯35
診療要約⋯⋯⋯⋯⋯⋯79
診療録⋯⋯⋯17，85，153
診療録管理体制加算⋯⋯79
診療録管理体制加算1⋯79
診療録記載⋯⋯⋯⋯⋯153

す

スキルアップ⋯148，174，179
スクリーニング⋯⋯⋯178
スクリーニングチェック⋯178
ステージ⋯⋯⋯⋯⋯⋯43

せ

生活費⋯⋯⋯⋯⋯⋯⋯144
生活保護⋯⋯⋯⋯⋯⋯48
生活保護法⋯⋯⋯⋯⋯48
正規⋯⋯⋯⋯⋯⋯⋯⋯15
正規採用⋯⋯⋯⋯⋯⋯7
正規職員⋯⋯⋯⋯⋯⋯15
生検材料⋯⋯⋯⋯⋯⋯41
生産年齢人口⋯⋯⋯⋯177
生産年齢人口の減少⋯⋯177
正常⋯⋯⋯⋯⋯⋯⋯⋯130
正常値⋯⋯⋯⋯⋯⋯⋯130
精神障害⋯⋯⋯⋯⋯⋯62
精神病院⋯⋯⋯⋯⋯⋯171
精神病棟⋯⋯⋯⋯⋯⋯172
精神病棟入院基本料⋯⋯171

精神保健福祉士⋯⋯⋯4，144
生前指示⋯⋯⋯⋯⋯⋯138
制度⋯⋯⋯⋯⋯⋯⋯⋯144
成年後見人⋯⋯⋯⋯⋯139
生命危機⋯⋯⋯⋯⋯⋯131
生命保険⋯⋯⋯⋯⋯34，35
生命保険会社⋯⋯24，33，34，
　35，36，40，41，43，45
生命保険協会⋯⋯⋯34，35
生理的変動⋯⋯⋯⋯⋯130
生理的変動要因⋯⋯⋯130
セキュリティー⋯⋯⋯165
接触感染⋯⋯⋯⋯120，121
設置義務資格⋯⋯⋯⋯5，6
説明⋯⋯⋯⋯⋯⋯⋯⋯77
説明（書）・同意書⋯⋯18，77
説明書⋯⋯⋯⋯⋯⋯⋯77
説明文書⋯⋯⋯⋯⋯⋯21
前医⋯⋯⋯⋯⋯⋯⋯36，37
前医・紹介医⋯⋯⋯⋯36
全国がん登録⋯⋯⋯⋯169
全国平均在院日数⋯⋯162
専従⋯⋯⋯⋯⋯⋯⋯⋯107
腺腫内がん⋯⋯⋯⋯⋯41
洗浄⋯⋯⋯⋯⋯⋯⋯⋯128
専任⋯⋯⋯⋯⋯⋯⋯⋯107
前方連携⋯⋯⋯⋯140，142
専門医⋯⋯79，150，166，167
専門医申請⋯⋯⋯⋯⋯79
専門職種⋯⋯⋯⋯⋯⋯105

そ

増悪⋯⋯⋯⋯⋯⋯⋯⋯80
臓器（別）がん登録⋯⋯169
早期がん⋯⋯⋯⋯⋯⋯43
臓器障害⋯⋯⋯⋯⋯⋯154
臓器障害指標⋯⋯⋯⋯154
相互理解⋯⋯⋯⋯⋯⋯110
相談⋯⋯⋯⋯⋯⋯⋯⋯144
相談対応⋯⋯⋯⋯⋯⋯144
組織⋯⋯⋯⋯⋯⋯106，109
訴訟⋯⋯⋯⋯⋯⋯⋯⋯146
速乾性手指消毒薬⋯⋯120
損害保険⋯⋯⋯⋯⋯⋯35
　日本――協会　35

189

索　引

尊厳 ………………………… 138
　個人の── 138
尊厳死 …………………………… 138

た

退院支援 ………………………… 139
退院時要約 ……………………… 36，79
退院調整 …………… 140，143，144
退院調整部門 …………… 140，143
退院日 …………………………… 40
大学病院 ………………………… 171
対がん 10 か年総合戦略 ……… 169
大規模災害 ……………………… 155
大規模地震 ……………………… 155
対決 ……………………………… 146
代行記載 … 14，18，23，24，34，
　36，38，83，85，87，115，
　148，150，153
代行記載文書 …………………… 38
代行入力 … 81，83，85，87，89，
　115，148，153，178
代行入力機能 …………… 88，89
代行入力者 ……………………… 81
代行入力の確認 ………………… 81
対象菌類 ………………………… 124
対象疾患 ………………………… 124
耐性菌 …………………………… 124
耐性度 …………………………… 127
代替可能性 ……………………… 177
態度 ……………………………… 95
台風 ……………………………… 155
タイムアウト …………………… 112
妥協 ……………………………… 146
多職種 …………………… 105，140
タスク …………………………… 134
タスクシェア …………………… 7
タスクシフト ………… 7，148，152
立会人 …………………………… 78
ダブルチェック ………………… 132
単回使用 ………………………… 128
担当医師 ………………………… 13
担当部署 ………………………… 14

ち

地域（医療）連携室 …… 140，142

地域医療 ………………………… 142
地域医療構想 …………………… 171
地域医療支援病院 ……………… 140
地域医療連携 …………………… 140
地域がん登録 …………………… 169
地域偏在 ………………………… 148
地域包括ケアシステム … 64，171
地域包括支援センター ………… 6
地域連携 ………………………… 140
地域連携業務 …………………… 140
地域連携パス …………………… 140
チーム ……………… 106，109，110
チーム医療 … 1，105，107，108，
　171
チームビルディング …………… 110
チームメンバー ………………… 110
チームリーダー ………………… 110
知識・技能 ……………………… 95
致死率 …………………………… 154
知的障害 ………………………… 62
治ゆ（癒）………………… 48，53，80
中間サマリー …………………… 79
中止 ……………………………… 48
中断 ……………………………… 137
治癒証明書 ……………………… 19
調停 ……………………………… 146
直接雇用 ………………………… 15
治療開始日 ……………………… 30
治療計画 ………………………… 74
治療状況報告書 ………………… 35

つ

追記 ……………………………… 23
通院加療 ………………………… 23
通院日 …………………………… 40
　外来── 40
通勤災害 ………………………… 52
通信教育 ………………………… 158
強い人工知能 …………… 175，176

て

手洗い …………………………… 120
手洗いの遵守 …………………… 120
ディープラーニング …………… 175
データ抽出 ……………………… 166

　自動── 166
データベース …… 79，150，166，
　168
　巨大── 168
データベース化事業 …………… 166
適時調査 ………………………… 93
テキスト ………………………… 94
適正使用 ………………… 125，127
　抗菌薬の── 125
出来高 …………………………… 162
転帰 …………………… 32，40，79
転記 …………………… 30，115
転記作業 ………………………… 30
転記ミス ………………………… 115
転勤 ……………………………… 15
電子化 …………………………… 17
電子カルテ ……… 81，83，161
電子カルテシステム …… 81，83，
　161
電子カルテの 3 原則 …… 83，85，
　86

と

同意 ……………………………… 77
同意取得 ………………………… 77
同意書 …………………… 21，77
　説明書── 77
等級 ……………………………… 62
登校許可証明書 ………………… 19
同席 ……………………………… 78
投与期間 ………………………… 124
投与量 …………………………… 124
登録 ………………… 87，166，167
登録型派遣 ……………………… 15
登録作業 ………………… 166，167
登録事業 ………………………… 166
登録締切 ………………………… 166
読影診断 ………………………… 132
読影報告 ………………………… 132
特定医療費 ……………………… 58
特定医療費受給者証 …………… 58
特定機能病院 …………… 77，171
特定機能病院入院基本料 ……… 171
特定機能病院の承認要件 ……… 77
特定疾病 ………………………… 67

特別管理産業廃棄物……122
特別な栄養管理の必要性……74
特約……41
徒手筋力テスト……63
届出病床数……13
塗抹検査……126
トラブル……21
トリアージ……155
トリアージタッグ……155, 157

な

内視鏡診断……176
内容確認……24
内容偽造……17
捺印……24
　署名──　24
なりすまし……91
難病……58
難病指定医……58
難病情報センター……58

に

肉腫……41
二重線……83
日常スキル……174
日常生活自立度……69
　障害高齢者の──　69
　認知症高齢者の──　69
日本損害保険協会……35
入院・手術証明書（診断書）
　──33, 36, 40, 41, 43, 45
入院加療……23
入院患者数……142
　新規──　142
入院期間……134, 162
入院期間Ⅱ……134, 162
入院基本料……74, 162, 171
　1日あたりの──　162
　精神病棟──　171
　特定機能病院──　171
　療養病棟──　171
入院支援センター……140, 143
入院時支援加算……140
入院診療計画書……74, 75
入院中に発症した合併症名……79

入院の契機となった病名……79
入院日……40
入退院支援加算……140
入退院日……24
入力……81, 87
入力作業……81, 166
入力支援……92
任意保険……28
任意保険会社……28
認知症……69, 138
認知症高齢者の日常生活自立度
　……69
認知症高齢者の日常生活自立度
　判断基準……71
認定看護師……153
　救急看護──　153
　集中ケア──　153

の

脳腫瘍……41
能力……95
能力障害……65
能力評価……101
乗っ取り……91
ノンテクニカルスキル……112

は

バーコード……112
パートタイマー……15
バイオハザードマーク……122, 128
廃棄物……122
配偶者虐待……144
敗血症……153
培地……126
配置……9, 14
配置異動……14
配置場所……9
培養・同定……126, 127
培養・同定結果……127
培養・同定検査……126
培養検査……124, 126
廃用症候群……67
派遣……15
　登録型──　15

派遣社員……15
パス……134, 137
　紙──　134
パス大会……137
パスワード……89
働き方改革……16
働き方改革関連法……16
パニック値……130
パラフレイジング……146
バリアンス……136
バリアンス分析……136
ハリーコール……118

ひ

ヒエラルキー……9, 110
非感染性廃棄物……122
秘書……11
　医局──　11
非常勤……15
非常勤採用……7
非常用電源……155
ビジョン……106
非浸潤がん……41
非正規……15
非正規採用……7
非正規職員……15
微生物……128
ビッグデータ……175
被保険者……50, 67
飛沫感染……120, 121
費用……26
　文書作成──　26
病院事務職員……3
病院事務部門……10
標準化──34, 125, 134, 170
　診断書書式の──簡素化　34
標準予防策……120
病床稼働率……143
病床の機能分化……171
病棟……9
費用弁償……29
病名……79
　医療資源を最も投入した──
　79
　入院の契機となった──　79

索　引

病理学（的）……………41
病理結果……………132
病理結果等を反映した最終病名
　……………79
病理結果報告書……………132
病理検査……………133
病理検査部門……………133
病理所見……………44
病理診断……………44
病理診断報告書……………44
病理組織……………41, 44
病理組織診断……………41, 44

ふ

部位誤認……………112
負担軽減……………171
負担範囲……………60
負担割合……………60
腹腔鏡下手術……………46
不変……………80
ブラック産業……………177
フルタイム……………15
文書……………17, 18, 19
　医療——　18
　契約——　17
文書記載……………19
文書作成……………9, 26
文書作成業務……………9
文書作成費用……………26
文書料……………26
紛争……………146, 147
紛争解決……………146

へ

平均在院日数……………162
　全国——　162
勉強会……………93, 97, 174
　院内——　97
偏在指標……………148
　医師——　148
返書……………18, 26, 143
ベンチマーク……………163
変動……………136

ほ

包括……………162
包括点数……………162
報告会……………98
防災訓練……………155
法的根拠……………79, 80, 85
ホールボディ・スキャン……………132
保険会社……………21, 24
保険請求……………26
保存性……………86

ま

末期がん……………42, 43, 67
慢性期医療……………172

み

ミス……………116
ミッペール……………122
未読……………132, 133
認印……………25
民間病院……………7

む

無期雇用……………15

め

名称独占資格……………5
滅菌……………128
　ガス——　128
滅菌済み器材……………128
滅菌操作……………128
滅菌の質保証……………128
滅菌物……………128
メディエーション……………146
メディエータ……………146

も

目標……………136
目標設定……………97
文字起こし……………153, 178
文字入力……………178
専ら……………107
モデル……………101
問診票……………70

や

薬剤感受性試験……………126
薬剤師……………5, 141, 153
薬剤耐性……………124

ゆ

有期契約……………15

よ

予防策……………120
予防的抗菌薬……………125
弱い人工知能……………175, 176

り

リーダー……………110
　チーム——　110
リスク管理……………117
リスペクト……………110
理念……………106
リハビリ計画……………76
リハビリセラピスト……………141
リハビリテーション……………67
リビング・ウィル……………138
リフレイミング……………146
利用権限……………91
量的点検……………77
療養型病院……………171
療養給付……………52
療養区分……………172
療養病棟……………172
療養病棟入院基本料……………171
臨時職員……………15
臨床検査……………130
臨床検査部門……………130
臨床検体……………126
臨床工学技士……………153
臨床調査個人票……………58
リンパ節転移……………43
倫理……………138
倫理観……………138

る

ルート誤認……………112

192

れ

レジストリー······150, 165, 167, 177
レジストリー業務············165
レジストリー事業······167, 177
レセプト··················18, 45
レセプト用紙··············18
レベル 3a·················113
レベル 3b·················113
連携室····················140
　地域（医療） —— 140

ろ

労災保険··················52
労働者災害補償保険··········52
労務不能··················50
労務不能と認めた期間········50
ロールモデル··········101, 172
ログ···················83, 88
録音機器··················153
ロビー活動················143
論文作成··················168

わ

ワクチン接種··············120

さいごに

　さて，読者の皆さま，いかがでしたでしょうか？

　今から8年ほど前，大学病院で副病院長を務めていた際に「電子化カルテの導入にあたって『医療クラーク』を採用しなければいけない」と言った私の発言が，現在の本領域におけるさまざまな活動につながっています。思えば，診療報酬制度にて「医師事務作業補助体制加算」が新設されて3年目の時期でしたが，大学病院では「医師事務作業補助者」や「医療クラーク」といった職種（呼称）への認識が乏しく，看護助手以外では「病棟クラーク」と呼ばれていたメッセンジャー（事務職員）しか存在していなかったように思います。その後，メディカルクラーク（当院での呼称）の雇用が決まった2012年4月から，私と事務職員（12人）とのかかわりが始まって今に至っています。当初は派遣職員としての採用でしたが，その後，非常勤職員（パート）を経て準職員となり現在は常勤化をも視野に入れた検討がなされている状況です。

　私自身，2012年当時からずっと思っていたことは，当院が大学病院ということもありますが，医師事務作業補助者への教育がとにかく大切であるというその一点でした。そのような思いのもと「医師事務作業補助体制加算」の施設基準を読み解き，大学病院でも「32時間研修」を自前で行おうと考え実践するとともに，この領域での教育者としてのスキルを高めるために関連学会や研究会等に参加しようと考えました。そのような経緯のもと私が初めて参加した「日本医療秘書実務学会　第3回全国大会」では，今もお付き合いしている仲間たちとの出会いと交流がありました。その折に，今後続々と増えてくる医師事務作業補助者向けの教科書やテキストなどが必要になるだろうと考え，当時の関係者と分担をしていくつかの著書を執筆させてもらいました。ちょうどその頃だったかと思いますが，私の職場に本著の出版社である「洋學社」の吉田氏が訪れ，単著での執筆をご提案いただき「医師事務作業補助者のための32時間教本〜くりかえし読んでほしい解説書〜」を世に出すことができました。当時は正直言って全国に数多くいる医師事務作業補助者の方々にどれほど読んでいただけるのか不安もありましたが，多くの皆さまから好意的なレビューをいくつもいただき，2年後には診療報酬改定にあわせて「第2版」を出版することができました。さらに，医師事務作業補助者だけでなく，一般事務職員にも読んでいただきたい内容を「医療事務概論—病院で働く人のみちしるべ—」として執筆させていただく機会も得ました。

　そのような経緯のもとホッとしていたところに吉田氏から新たな執筆提案をいた

だき本著を発刊する運びとなりました。当初の話では，「医師事務作業補助者のための32時間教本〜くりかえし読んでほしい解説書〜（改訂第2版）」の姉妹本としても位置づけられる「Q&A集」の執筆依頼だったかと覚えています。しかし，執筆作業が少しずつ進むにつれ，これまで自分の頭の中で温めていたいくつかの想いや提案などを新たに執筆したいという強い思いにかられ，内容的にはずいぶんと新しい情報を付け加えることができました。Q&A形式を取っていることもあり，途中に，質問の数はどれくらいが適当なのかといった迷いもありました。実際，「Q&A 100」といった表題も面白いかなと思いましたが，書籍サイズと文書量などから考えて，最終的には「80個の質問」に答えるQ&A集となりました。また，前著では十分に言及できなかった「医療文書の記載」に関する注意事項（ピットフォール）や医師事務作業補助者のキャリアパスに関する著者の想い，そして医師事務作業補助者の将来（未来）に向けたエール等をたくさん盛り込んだ内容になっています。概して医療機関の中では肩身の狭い思いをしている医師事務作業補助者が多いかと思われますが，本著をじっくり読んでいただき，共感とともに若干でも元気を出していただければ嬉しく思います。

　最後になりますが，私のマイペースな執筆活動にいつもお付き合いいただいている洋學社の関係者の皆さまには大変感謝申し上げます。

重要課題をピックアップ！
医師事務作業補助者のための実務 Q&A 80

2019 年 10 月 10 日　初版第 1 刷発行
2024 年　3 月 31 日　　第 2 刷発行

著　者 ─────── 小林　利彦
発行者 ─────── 吉田　收一
印刷所 ─────── シナノパブリッシングプレス
発行所 ─────── 株式会社洋學社
　　　　　　　　　　〒658-0032
　　　　　　　　　　神戸市東灘区向洋町中 6 丁目 9 番地
　　　　　　　　　　神戸ファッションマート 5 階 NE-10
　　　　　　　　　　TEL 078-857-2326
　　　　　　　　　　FAX 078-857-2327
　　　　　　　　　　URL http://www.yougakusha.co.jp

Printed in japan　　　　　　　　　　©KOBAYASHI toshihiko, 2024

ISBN978 - 4 - 908296 - 15 - 4

・本書の複製権・翻訳権・上映権・譲渡権・公衆送信権（送信可能化権を含む）は株式会社洋學社が保
　有します.
・ JCOPY ＜（社）出版者著作権管理機構 委託出版物＞
　本書の無断複製は著作権法上での例外を除き禁じられています. 複製される場合には, その都度事前
　に（社）出版者著作出版権管理機構（電話 03-3513-6969, FAX 03-3513-6979, e-mail:info@jcopy.or.jp）
　の許諾を得て下さい.